여드름 한방(韓方)으로 한방에 해결하자

여드름 한방(韓方)으로 한방에 해결하자

초판 1쇄 발행 2011년 7월 20일

지은이 정우현
편 집 하희숙
펴낸이 백승대
펴낸곳 매직하우스
디자인 출판iN 02-6014-7810

출판등록 2007년 9월 27일 제313-2007-000193
주소 서울시 마포구 서교동 393-5 화승리버텔 1005호
전화 02)323-8921
팩스 02)323-8920
이메일 magicsina@naver.com

ISBN 978-89-93342-23-9 13510

책값은 표지 뒤쪽에 있습니다.
파본은 본사와 구입하신 서점에서 교환해드립니다.

ⓒ 정우현
이 책은 저작권법에 따라 보호받는 저작물이므로 무단복제를 금지하며
이 책 내용의 전부 또는 일부를 이용하려면 반드시 저작권자와 매직하우스의 서면동의를 받아야 합니다.

여드름 한방(韓方)으로 한방에 해결하자

정우현 지음
하늘토한의원

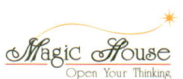

Contents

 머리말: 체질로 풀어가는 맞춤 여드름 치료 전략   6

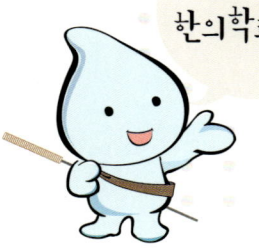

제1장 한의학과 피부

- 한의학의 근본 치료 원리는 뭐야?   17
- 한의학과 서양의학의 가장 큰 차이점이 뭐야?   21
- 한의학에서는 피부를 어떻게 바라보니?   25
- 피부에 직접 영향을 끼치는 우리 몸의 내부 요인은 뭐야?   29
- 한방치료를 하면 진짜 여드름에 효과를 볼 수 있니?   34

제2장 한의학에서 바라본 여드름

- 한의학에서 바라보는 여드름의 원인은 뭐야?   39
- 생리 때만 되면 여드름이 나는 이유가 뭐야?   42
- 여드름의 주범은 잡힌 것 같은데, 혹시 공범은 없니?   44
- 한의학에서 분류한 여드름의 종류는 뭐야?   47
- 특정 부위의 여드름이 우리 몸의 어디가 안 좋은지 알려준다고?   50

제3장 여드름의 종류와 증상 그리고 흉터

- 서양의학에서 바라보는 여드름에 대해 설명해 줄래?   57
  - 여드름 치료 수기 # 1 _60
- 좁쌀같이 생긴 여드름은 초기 증상이지?   64
  - 여드름 치료 수기 # 2 _67
- 턱과 볼 주변에 누런 고름이 잡혀 있어!   71
  - 여드름 치료 수기 # 3 _74
- 여드름 흉터에 대해 설명해 줄래?   77
  - 여드름 치료 수기 # 4 _81
- 약물 중독에 의한 여드름도 있다던데?   84

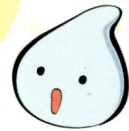

제4장 체질과 여드름

- 한의학에선 체질을 중요시 한다던데, 체질이 뭐야? 91
- 내 체질이 궁금한데, 체질을 구별하는 기준이 있니? 93
- 여드름 환자에 대한 조그만 배려를 부탁하는 어느 환자의 편지 _103
- 체질마다 여드름도 심하거나 덜한 경우가 있니? 105
- Tip 우리가 잘못 알기 쉬운 여드름 상식 몇 가지 _108

제5장 올바른 여드름 관리법

- 여드름을 다스리는 올바른 세안법 좀 가르쳐 줄래? 115
- 여드름 피부에 좋은 화장품과 올바른 화장법을 가르쳐 줄래? 117
- 여드름 피부에 좋은 음식과 나쁜 음식을 알려 줄래? 120
- 여드름 관리에 좋은 천연팩 만드는 법을 가르쳐 줄래? 123
- 여드름에 좋은, 마시는 차가 있으면 소개해 줄래? 126
- 여드름이 심하면 정신적인 문제도 생겨? 130

제6장 여드름 흉터/치료 사례

- 여드름/흉터 치료 사례 137
- 하늘토의 여드름 치료 시스템 151

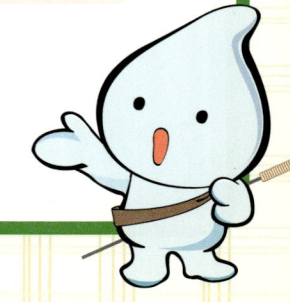

Contents

부록: 여드름 한방 치료법 소개
하늘토한의원 치료법을 중심으로

하늘토의 여드름 치료 시스템　158
하늘토만의 여드름 한약 처방법　172
Tip 치료 중 주의해야 할 여드름 피부 관리 _174

하늘토의 여드름 흉터 치료 청려
-활침(活針) 시스템　177
Tip 흉터 치료 후 관리법 _184

부록 2: 청려(淸麗) 한방성형 (임베딩테라피)

임베딩테라피(한방성형)　188
임베딩테라피 프로그램 소개　194
임베딩테라피 시술방법　198
한방성형 치료 사례　199

부록 3: 한방 다이어트

한방 다이어트 _206
태극다이어트 치료 시스템 _210
비만의 증상별 분류 _213
한방 다이어트 프로그램 소개 _215

한방매선침자극효과 _222
다이어트 치료 후 관리법 _224
Tip 다이어트 후 몸매 유지에 좋은 차 _230
한방 다이어트 치료 사례 _232

○ 전국 하늘토한의원 네트워크 소개 _240

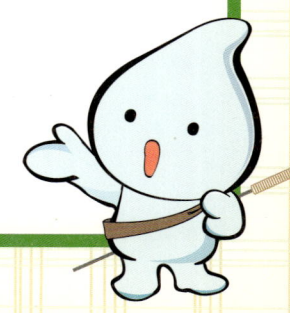

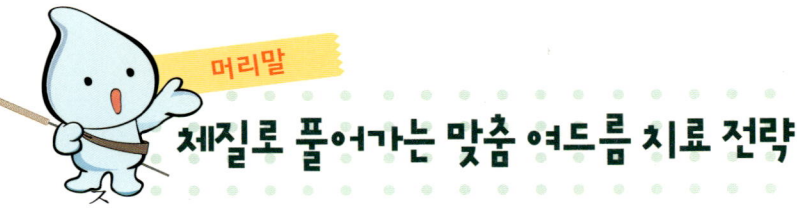

머리말
체질로 풀어가는 맞춤 여드름 치료 전략

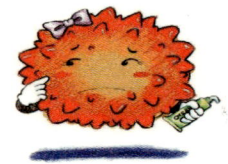

    그 동안 수만 명 이상의 여드름 환자 분들이 하늘토한의원을 내원해 주셨습니다. 그 중에는 여드름 치료가 처음이거나 양방에서 오랫동안 치료를 해 오셨던 환자분, 한의원에서도 여드름 치료해요? 라고 묻는 환자분들까지 다양한 환자분들이 치료를 받으셨으며, 치료를 받으셨던 모든 분들은 하늘토한의원에서 말하는 여드름 치료의 의미가 단순히 여드름을 없애는 외적인 처치만을 말하는 것이 아니라는 것을 아실 것입니다.

    피부는 겉으로 드러난 모습만 보고 치료해서는 근본적인 해결이 어렵습니다.

예로 나뭇잎이 시든다고 나뭇잎에 물을 뿌리는 방법은 당장은 나뭇잎이 촉촉하고 생기 있게 보일지 모르겠지만, 곧 다시 시들어 간다는 것은 누구나 다 아는 사실일 것입니다.

대부분의 사람들은 나뭇잎이 시들 때는 그 뿌리에 물을 주려고 하지만 정작 피부에 문제가 있을 때는 화장품 등으로 피부에 영양을 주려고 하는 등 몸속을 보지 않고 겉의 피부만을 보고 개선하고자 노력합니다.

건강한 여드름 치료의 핵심에는 '체질'이 있습니다.

한의학에서는 여드름의 발생 원인을 우리 몸속의 내장 기관에 문제가 생겨 기혈이 제대로 흐르지 못하고 피부로 열이 집중되어 나타난다고 보고 있으며, 같은 여드름이라도 체질에 따라 치료방법은 달라집니다.

따라서 하늘토한의원에서는 최대한 자연적인 한방치료와 관리를 통해 여드름과 이별할 수 있도록 환자 개개인의 체질을 분석하여 맞춤 여드름 치료 전략을 시행하고 있습니다.

국내최초 여드름 전문 네트워크 하늘토한의원

　이 책은 한의학적인 관점, 여드름의 종류와 증상, 체질에 따른 여드름, 한방을 통한 여드름 치료법, 올바른 여드름 관리법 등을 통해 주력 진료과목인 여드름, 여드름 흉터를 다루었으며 그 밖에 하늘토 비만클리닉과 그간 연구해 온 한방부인과질환 등의 다양한 임상사례를 바탕으로 여드름 외 한방성형, 한방다이어트 부분을 부록으로 추가하였습니다.

　국내 최초 여드름 전문 네트워크인 하늘토한의원은 여드름과 흉터 등의 피부과질환을 중점적으로 다루는 곳으로, 이제 수원점을 비롯하여 강남, 광명, 대전, 태백 등의 전국적인 네트워크를 통해 여드름 치료의 전문화된 시스템과 노하우를 수만 명의 여드름 환자들에게 실제로 적용해온 생생한 실전 여드름 치료 프로그램을 다시 한 번 공개합니다.

　약간만 바꿔도 모든 것이 달라지는 놀라운 여드름 치료 프로그램을 통해 쌩얼당당한 모습으로 다시 태어날 수 있도록 하늘토한의원이 여드름으로 고민하시는 모든 분들께 가이드가 되어 드리겠습니다. 특히 여드름, 여드름흉터, 비만, 주름 개선 등을 위하여 수원 지역 뿐 만 아니라 안양,

분당, 용인, 안산, 오산, 평택, 화성 등의 타지에서 어렵게 내원해주신 분들을 비롯하여 지역적으로 내원이 어려우셨던 모든 분들께 이 책이 도움이 되었으면 하는 바램입니다.

끝으로 이 책이 나오기까지 물심양면으로 도와준 저희 하늘토한의원 수원점 직원들 그리고 서울아산병원 전문의 정재현 선생님을 비롯하여 매직하우스 백승대 대표 및 임직원에게 깊은 감사의 말씀을 전하며, 특히 제 스승님이시고 인생의 멘토가 되어주시는 김동희 교수님께 감사드립니다. 하늘토한의원을 통하여 많은 사람들이 내적인 건강함으로 인해 외적인 아름다움이 발현되길 기원합니다.

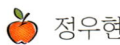 정우현

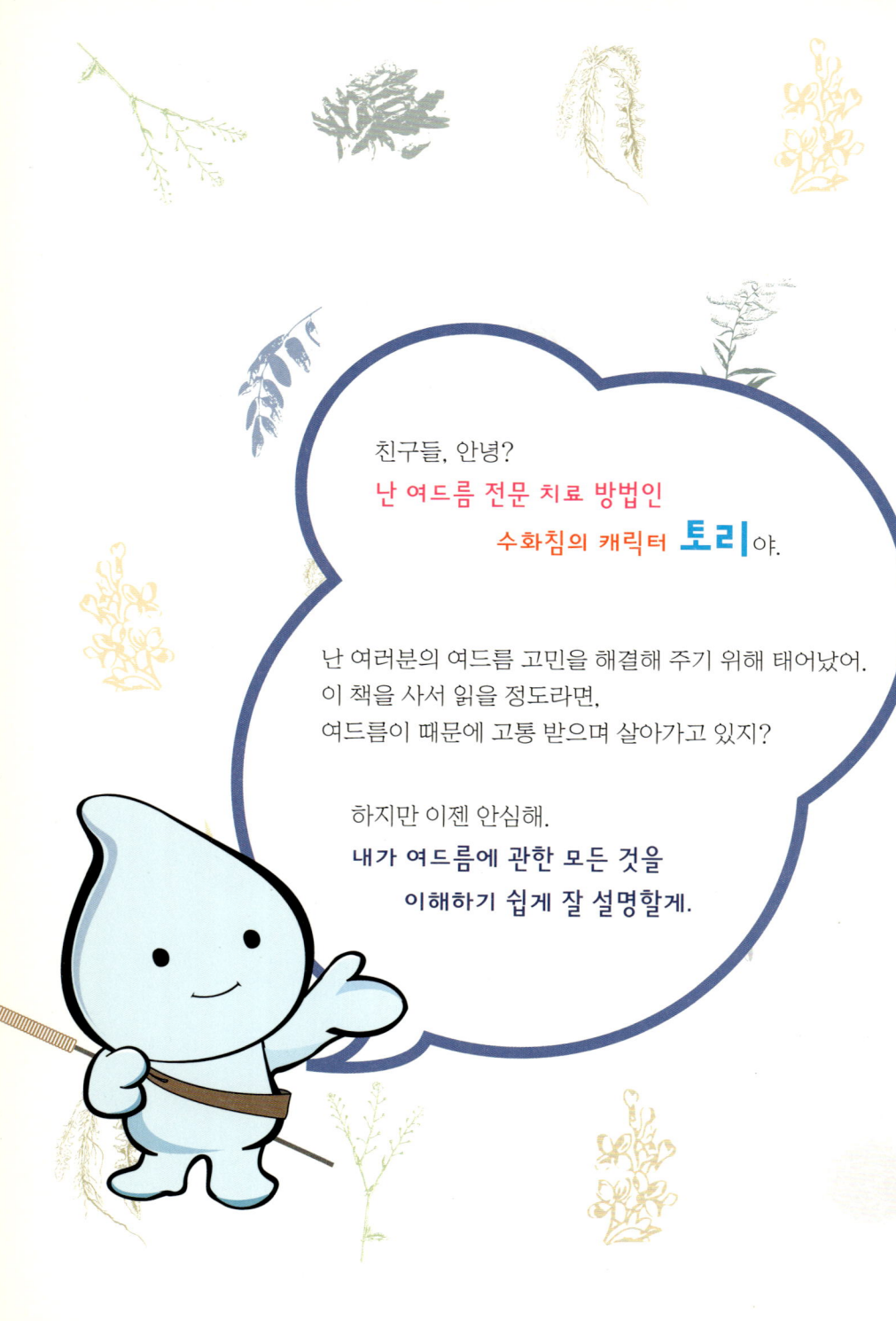

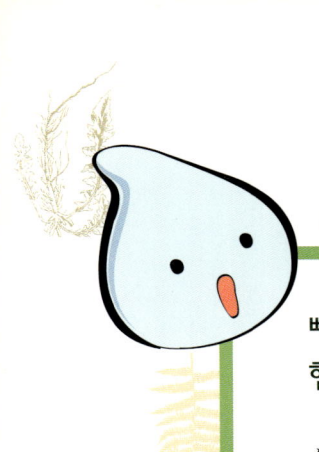

빠르고 쉽게 여드름을 치료할 수 있는 **한의학적인 치료법**에 대해서도 말해 줄게.

쉽게 설명할 거니까 누구든지 이해할 수 있을 거야. 부디 이 책을 통해 여드름에 대한 정확한 지식을 알고 우리 한의학의 우수성에 대해서도 자부심을 갖게 되었으면 해.

설명 방식은 여러분이 제일 궁금해하고 많이 하는 **질문에 대해 내가 답변하는 방식**으로 진행할 거야.

자, 그럼 시작해 볼까?

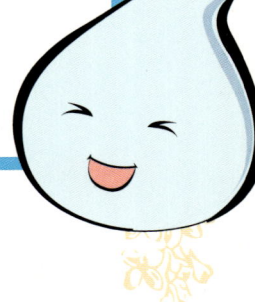

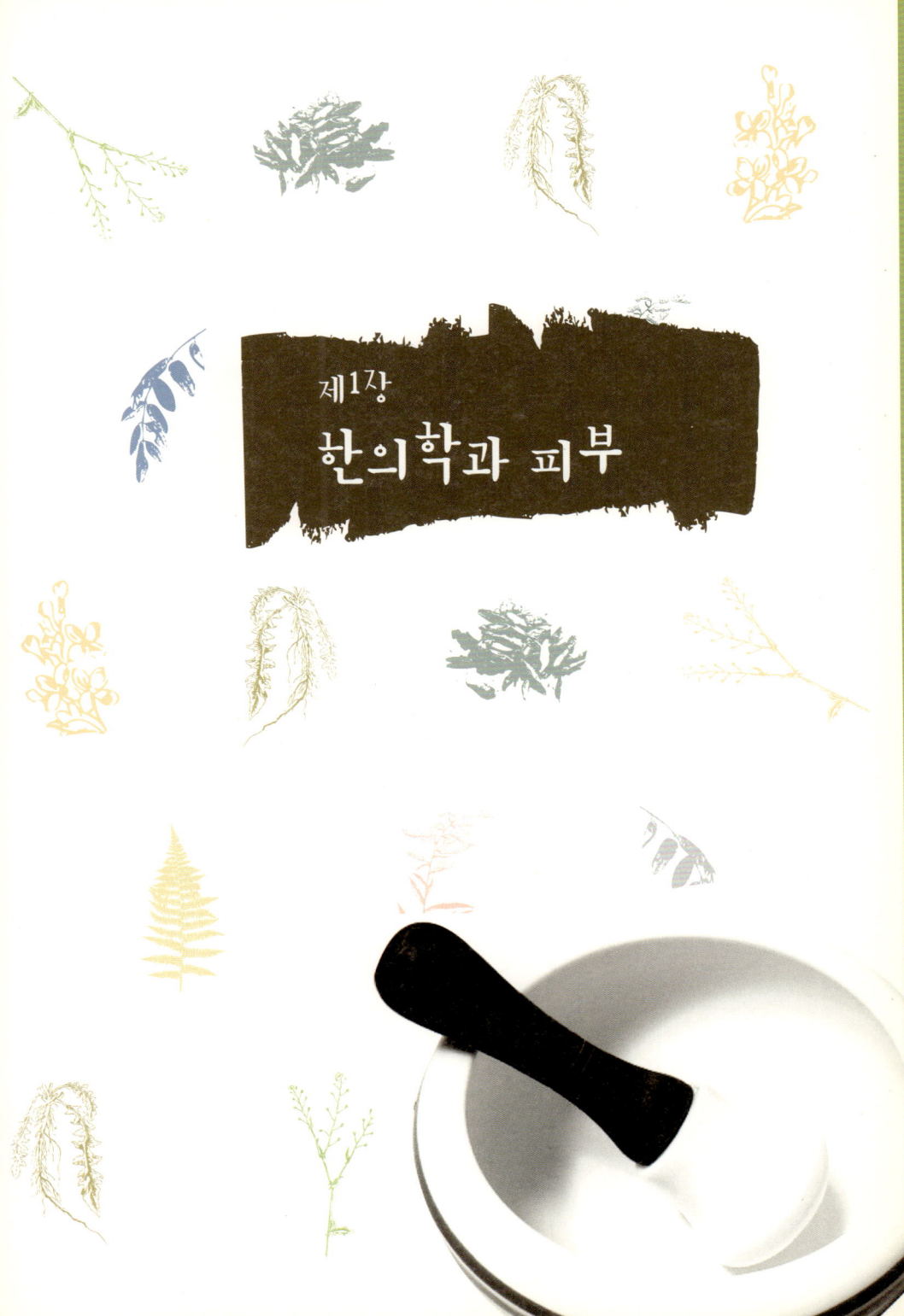

제1장
한의학과 피부

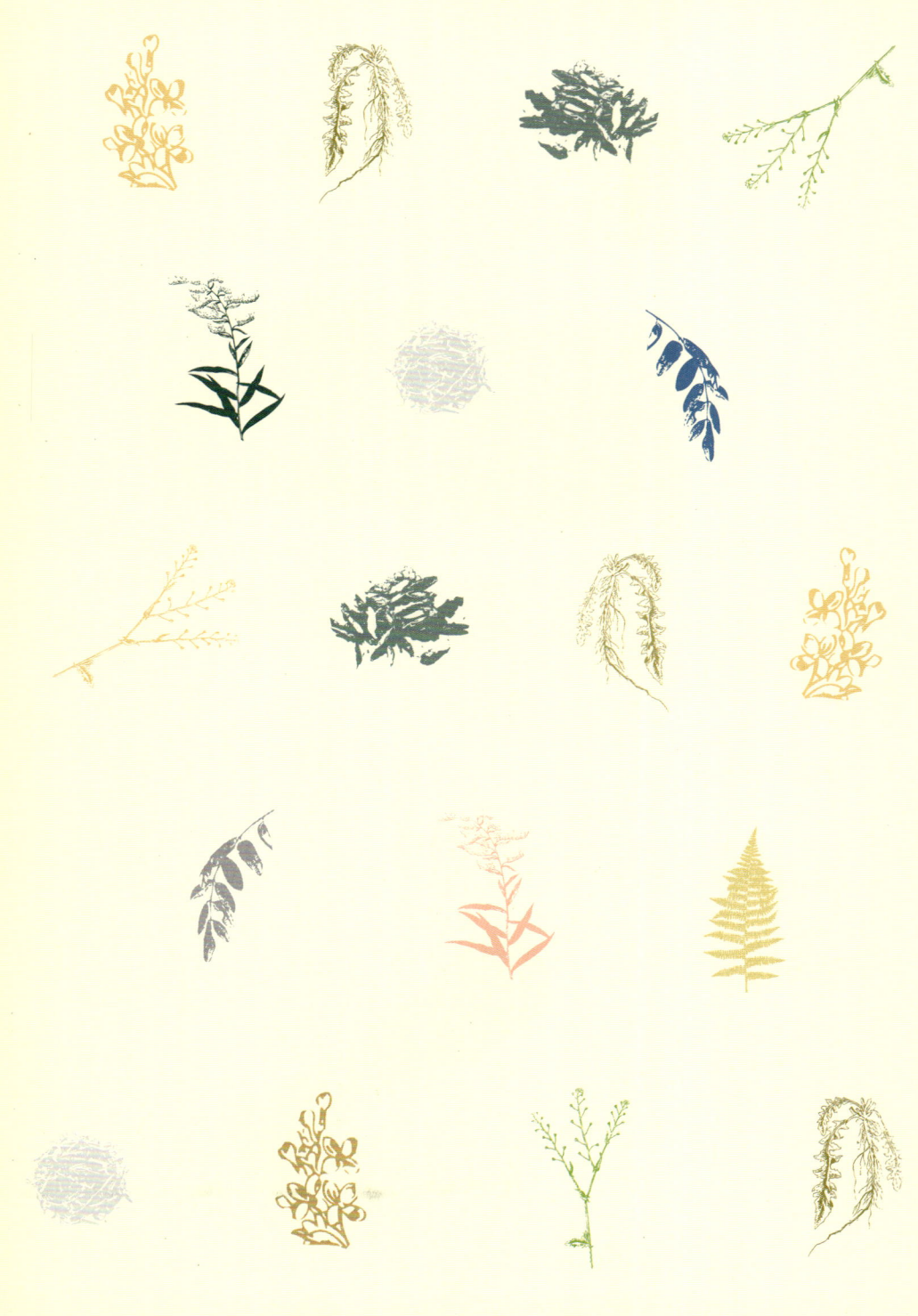

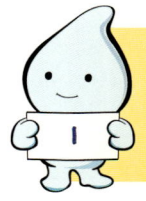

한의학의 근본 치료 원리는 뭐야?

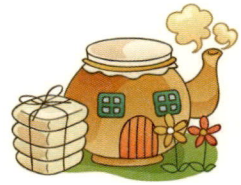

일단 한의학으로 여드름을 치료한다고 하니까 좀 의외라는 생각이 앞서지? 한의원은 허리 아플 때 침을 맞고 몸이 허할 때 보약을 지어 먹는 곳이라는 생각이 앞서잖아. 하지만 그것은 선입견이야. 우리 한의학은 수천 년간 인간의 질병을 치료해 온 경험이 쌓여서 이루어진 매우 과학적인 의학이야.

아마도 처음에는 한의사들이 무수히 많은 약초를 직접 달여 먹기도 하고 환자에게 먹여 보기도 했다가 많은 낭패를 보았을 거야. 침도 마찬가지지. 침 맞느라 무지 아팠을 거야. 별 수 있겠어? 현미경 하나 없는 시대에 직접 맞아가면서 효과를 입증해야 했겠지.

한의학의 근본 치료 원리는 일반인들은 뭔 소린지 하나도 모를 정도로 형이상학적이지만, 질병의 치료 과정은 매우 현실적이야. 수천 년간 환자에게 직접 임상 실험도 하고 때론 한의사 본인이 먹어보고 맞아보며 찾아낸, 가장 현실적이고 경험적인 성과야. 그것이 수천 년간 쌓이고 쌓였다고 생각해 봐. 축적된 자료가 장난이 아닐 거라는 생각이 머릿속에 스치지?

그런 성과 덕분에 오늘날에는 국가에서도 한의학을 서양의학과는 별개로, 의학의 한 분야로 인정하고 장려하는 거야. 중국에서는 중의학(中醫學), 한국에서는 한의학(韓醫學)이라 불리는데, 특히 한의학은 중의학과는 또 다르게 독특하고 우수한 치료 효과를 보이고 있어. 서양의학에서도 그 성과를 인정하고 있지.

그렇다면 한의학의 근본 치료 원리는 무엇일까? 이거 참 설명하기도 무지 복잡하고 듣는 사람도 잘 이해가 가지 않는 건데 말이야. 아주 쉽게 설명해 줄게.

우리 한의학에서는 이 세상이 우주의 근본 원리인 음양오행(陰陽五行)의 이치에 의해 움직인다고 보고 있어. 양의 기운인 하늘(天)과 음의 기운인 땅(地)이 서로 기(氣)를 교류하면서 그 질서와 조화 속에서 자연과 생명현상이 이루어진다고 보는 것이지.

쉽게 생각해 보자. 남자가 있으면 여자가 있지? 그 둘이 서로 조화를 이루며 기(氣)를 통할 때 우린 그것을 사랑이라고 불러. 남과 여를 소통시켜 준 것이 뭐야? 바로 기(氣)의 작용이야. 기(氣)가 작용해서 음(陰)과 양

(陽)이 서로 소통하게 되고, 그 속에서 조화를 이루며 변화와 움직임 속에서 생명현상을 이어가는 것이지. 그 과정이 조화로우면 행복하고 평화로운 남녀 관계가 되는 거야.

우리 인간도 역시 하나의 작은 우주라고 보는 게 한의학이야. 인간의 몸은 우주의 질서와 외부 환경으로부터 자유롭고 독단적으로 움직일 수 없어. 우리 몸은 우리가 속한 자연뿐만 아니라 몸속 모든 기관과 장기가 서로 유기체적으로 영향을 끼치고 기를 통하며 교류하고 있는 거지.

그럼 이제 건강한 게 무엇인지 감이 오지 않아? 간단해. 한의학에서 바라보는 건강이란 음양오행의 이치에 따라 우리의 모든 신체 기관과 조직들이 서로 질서와 균형을 이루고 외부 환경과 조화를 이루며 기가 잘 통하는 상태를 말해.

그럼 반대로 질병은 무엇일까?

그래, 맞아! 외부 환경과 우리 몸 전체가 생리적인 부조화를 이루어 몸속 음양의 균형이 깨져 기가 잘 통하지 못할 때를 말하는 거지.

따라서 우리 한의학에서는 기의 흐름이 원활하지 못한 근본 원인을 찾고 인간의 몸과 마음을 다스려 음양의 조화를 이루게 하는 것을 질병 치료의 근본으로 삼고 있어. 그리고 그에 알맞은 치료법을 사용하는 거야.

한 가지 쉬운 예를 들어 설명할게. 우리 인간을 온실 속의 화초라고 가정해 봐. 그럼 온실이 하나의 지구 환경이 되겠지? 그런데 화초가 병이 들어 이파리가 누렇게 떴어. 화초가 어떤 질병에 걸린 상황이야.

그렇다면 한의학에선 어떻게 할까? 이파리가 파랗게 변하는 약을 당장 처방할까, 아니면 누렇게 변한 이파리를 잘라내 버릴까?

한의학에서는 그렇게 직접적이고 단편적으로 질병을 치료하지 않아. 그 화초를 둘러싸고 있는 온실의 온도, 화초가 뿌리를 내린 흙의 상태, 거름이 적당한가, 병충해가 없었는가, 다른 화초와 비교했을 때의 특징 등등. 무수히 많은 원인들을 살펴보고 그 화초에 알맞은 근본 치료법을 찾아 거기에 맞는 처방과 약을 사용해 화초를 치료하지.

왜냐하면 이파리가 누렇게 변하는 건 뿌리가 약해서일 수도 있지만 너무나 많은 거름을 주어서일 수도 있거든. 그것을 모두 똑같은 방법으로 치료하면 당장은 이파리가 파랗게 변할지 모르지만 나중에 똑같은 증상이 또 나타날 수 있지.

여드름도 마찬가지야. 한의학에서는 여드름을 피부에만 국한된 문제로 바라보지 않고 근본적인 원인을 찾아내 치료하려고 해. 그래야만 될 수 있는 한 재발을 방지해서 여드름을 치료할 수 있는 거야.

그럼 한의학에서는 여드름이 왜 생긴다고 보는 걸까? 간단히 말하면, 우리 몸속의 내장 기관에 문제가 생겨 기가 흐르지 못하고 피부로 열이 집중되어 발생한다고 보고 있어.

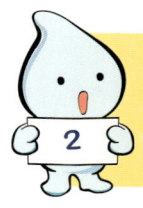

한의학과 서양의학의 가장 큰 차이점이 뭐야?

한의학이 더 뛰어나다, 서양의학이 더 뛰어나다 말할 수는 없어. 하지만 둘 사이의 큰 차이점 가운데 하나는 인간의 질병을 어떻게 바라보느냐에 있지. 서양의학은 질병을 '정복하여 없앤다'는 쪽이고 한의학은 질병을 '다스린다'는 쪽으로 보면 돼.

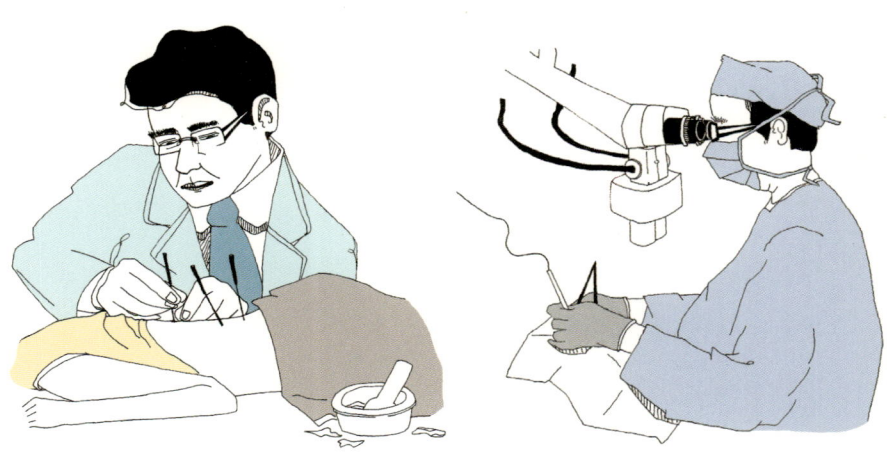

서양의학은 질병의 원인을 주로 외부적인 인자(因子) 즉, 세균이나 바이러스 등이라고 보기 때문에 치료 방법도 이러한 것들을 제거하는 데 초점을 맞추지. 화학적 약물을 이용해 몸속에 침투한 세균을 죽인다든지 이상이 생긴 부위를 수술을 통해 도려낸다든지 하는 방식 말이야.

그래서 서양의학의 발전은 주로 수술 요법이나 화학 약품 혹은 각종 최첨단 질병 진단 기기의 형태로 나타나는 거야. 그렇다고 현대 인간의 질병이 모두 정복되어 사라지진 않았잖아? 오히려 없던 병들도 생겨나고 온갖 항생제에 대해 내성을 지닌 슈퍼세균까지 출현해서 인간을 위협하고 있잖아?

이에 반해 한의학에서는 질병의 발생 요인을 주로 사람의 기력(氣力), 즉 건강한 기운인 정기(正氣)가 질병을 일으키는 사악한 기운으로부터 인체를 방어하지 못해 발생하는 것으로 보고 있어. 인체의 저항 능력이 떨어진 것을 주요 요인으로 보는 거지.

감기를 예로 들면, 감기를 일으키는 바이러스가 인체에 침입했더라도 우리 몸의 저항력이 강하면 별 이상이 없지만, 저항력이 약할 때는 미약한 병균일지라도 독감을 일으키기도 하고 경우에 따라선 폐렴까지도 발전할 수 있다는 거야.

또한 우리 한의학에서는 질병의 발생을 단순히 몸의 일부분에 국한된 이상(異常)으로만 보지 않고, 몸 전체의 생리적인 부조화로 파악해서 치료해. 인체의 조직이나 기관, 내부 장기는 각기 분리되어 따로 노는 것이 아니고, 생명활동이라는 대전제 아래 기능적으로 조화를 이루고 있기 때문이야. 따라서 한의학에서는 질병을 치료할 때 병균 자체를 제거하는 데 초점을 맞추는 게 아니야. 대신 인체의 저항력을 기르는 데 주력하고 몸 전체의 상호 연관 관계를 충분히 고려하여 치료하는 것이 특징이야.

또 한 번 감기를 예로 들어 볼까? 감기의 예방약이나 치료제는 아직까진 없어. 병원에 가서 감기를 치료한다는 것은 이미 발병한 감기의 증상을 완화시켜주는 약을 처방해주는 것뿐이야. 두통이 있으면 두통약, 열이 있으면 해열제, 기침이 나면 기침을 줄여주는 약을 주는 거지. 따라서 모든 감기는 약이 없어도 2주 정도면 저절로 낫는 게 정상이야. 물론 고생은 하겠지만.

자, 여러분이 감기에 걸려 온몸이 떨리고 춥고 머리 아프고 열이 펄펄 끓는다고 생각해 봐. 병원에 가면 열을 내리는 해열제, 두통약을 처방해주고 몸에 오한이 나니까 집에 가서 두꺼운 이불을 덮고 푹 쉬면서 약 먹고 땀을 빼면 좋아질 거라고 말할 거야. 사실 그것 말곤 방법이 없어. 이제 남은 건 우리 몸의 면역 체계가 감기 바이러스를 빨리 없애길 기다리는 것뿐이지.

하지만 한의학에서는 오한·발열이 있고 기침을 하는 근본 원인을 찾아 몸의 내부 저항력을 높여주는 근본 처방을 해. 다음에 감기 바이러스가 침투하더라도 우리 몸이 정상 기능을 해 별 탈 없이 감기를 이겨낼 수 있도록 하는 거지.

우리가 아주 심하게 체했을 때도 몸에 오한이 오고, 머리가 아프고, 식은땀이 나는 등, 감기와 비슷한 증상을 보이잖아. 이때는 위장을 보호해 줘야지, 두통약을 먹는다고 해결되지는 않잖아? 어떤 질병의 국부적인 이상만을 해결하려 하면 그 질병의 근본 원인은 몸에 남아 나중에 또 문제를 일으킬 수 있는 거야. 안 그래?

이러한 한의학의 질병 치료 방법은 현대에 와서 더욱 인정받고 있어. 특히 특별한 원인 없이 발생하는 현대의 난치성 질병의 치료에 더욱 효과를 발휘하고 있지. 그 중에서도 피부과의 대표 질환인 여드름과 아토피에서 탁월한 성과를 발휘하고 있어. 왜냐하면 질병들은 환자 개개인의 특징과 외부의 무수한 원인들이 복합적으로 작용하여 발생하기 때문이야. 완전 자연주의적인 치료 방법이 환경오염과 스트레스 등 온갖 사회적인 부작용으로 발생하는 난치병 치료에 새로운 희망을 보여준다고 할까? 말 그대로 웰빙 시대에 걸맞은 웰빙 치료법이라 할 수 있지.

자, 어때? 이제 한의학을 이용한 여드름 치료에 한 가닥 희망이 보이는 것 같지 않아?

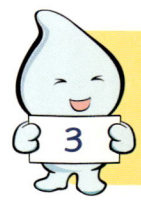

한의학에서는 피부를 어떻게 바라보니?

흔히 살갗이라 불리는 피부는 우리 몸의 아주 중요한 기관 중 하나야. 예로부터 한의학에서는 피부를 매우 중요시 했고 우리 몸의 이상 징후를 제일 먼저 알려주는 곳으로 파악하고 있었지. 특히 얼굴은 '내장을 비춰주는 거울'이라고 해서 얼굴에 나타나는 여러 가지 피부 문제는 더 중요하게 다루었어.

왜냐하면 우리 내부 장기의 모든 경락은 얼굴에 집중되어 있거든. 따라서 얼굴에 뭐가 난다는 건 우리 몸 내부에 이상이 생겼다는 신호라고 할 수 있는 거지. 이렇듯 한의학은 피부에 나타난 사소한 뾰루지조차도 지나치지 않고 질병 치료에 활용하는 아주 세밀하고 과학적인 의학이야.

요즘 성형수술을 통해서 인조 미인이나 미남들이 많이 생겨나지? 하지만 피부 미인은 인공적으로 만들어낼 수 없어. 건강하고 깨끗한 피부는 예나 지금이나 모든 여성들의 선망의 대상이긴 하지만,

피부는 한두 가지 잘한다고 좋아지는 게 아냐. 만약에 성형으로 쉽게 피부미인이 된다면 무슨 문제가 있겠어?

피부 성형이라 할 수 있는 박피가 피부를 깨끗하게 해준다고 하지만 피부의 문제를 근본적으로 해결해주는 것이라 볼 순 없어. 모두 다는 아니지만 피부에 잡티나 기미, 여드름 등이 생기는 근본 원인을 치료하지 않는 박피술은 피부를 금방 원래대로 돌려놓을 가능성이 커.

그렇다고 그때마다 인공적으로 피부 표면을 벗겨 낼 거야? 그러다 고운 얼굴 다 벗겨져. 박피를 많이 하다 보면 피부 표면이 얇아지고 모세혈관을 자극해서 얼굴이 벌게지고 쉽게 세균에 감염되지. 그럼 또 다른 피부 문제를 야기할 수도 있는 거야. 자연적인 게 좋은 것이여!

잡티 하나 없이 맑고 깨끗한 피부 미인은 그야말로 온몸의 모든 것들이 바람직하게 조화를 이루고 있을 때 나타나는 한 인간의 총체적 건강의 결정판이야. 그래서 얼굴 미인보다 피부 미인을 더욱 높게 보는 거고.

잘 생각해 봐. 조금만 피곤해도 얼굴이 푸석푸석해지지? 위장이 안 좋거나 변비가 조금만 있어도 뾰루지가 돋아. 그것뿐이 아니지. 심리적인 문제가 있을 때도 눈가에 기미가 생기고 다크 서클이 자리 잡아. 이렇듯 피부는 엄청나게 민감해서 피부 미인이 되기는 보통 힘든 일이 아니야.

그렇다면 우리의 피부는 인체에서 어떤 역할을 할까? 가장 중요한 것은 몸의 내부를 보호하는 기능이야. 피부는 방수막과 같은 보호막 구실을 하는데, 외부의 나쁜 물질이나 세균의 침투를 방어해 주고, 몸속 수분의 증발을 막아 주며 체온을 일정하게 유지해 주는 일을 하지. 그리고 분비 및 배설 작업을 통해 땀이나 피지 등의 형태로 몸속의 탁해진 산소나 지방, 비소, 요오드, 수은 등의 독성 물질을 인체 밖으로 내보내 주기도 해.

그래서 독살이나 약물 중독으로 사망한 사람은 피부 조직이나 머리카락을 검사해 보면 알 수 있는 거야. 근데 머리카락도 피부냐고? 맞아, 털과 머리카락도 피부의 일부분으로 분류하고 있어.

아무튼 피부의 구조는 아래 그림을 보면 쉽게 알 수 있어.

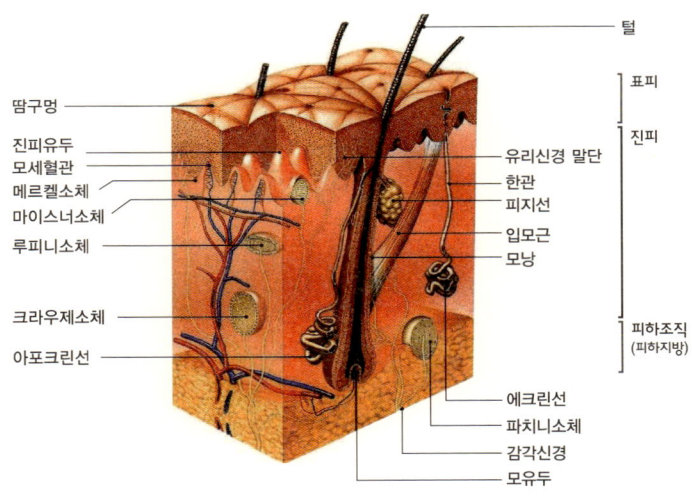

출처 : 「아틀라스 피부관리학」, 정종영·김미연 저(2006)

주된 호흡기관으로서 우리 피부를 전체적으로 관장하는 내부 기관은 폐로 알려져 있지. 폐에 열이 많고 이상이 생겼을 때 피부에 여러 가지 문제가 생겨. 피부도 호흡을 해. 호흡은 폐가 하는 것으로 알려져 있지만 피부 역시 폐와 같이 외부의 산소를 받아들이는 작용을 해. 아주 적은 양이지만 말이야.

이렇게 몸속에 있는 나쁜 물질을 내보내고, 외부의 좋은 기운을 받아들이는 피부에 화장을 짙게 하면 피부가 제 역할을 할 수 있겠어? 당연히 잘못된 화장은 우리 피부의 모공과 땀구멍을 막아버려 피부를 더욱 지치게 해. 여드름이나 잡티 등을 가리려고 화장을 짙게 하면 자칫 피부 트러블을 더욱 심하게 만들 수도 있으니 화장품 선택도 조심해야 하고, 평소 화장하는 습관도 잘 들여야 하는 거야.

한의학에서는 피부를 보면 그 사람의 건강 상태를 알 수 있어. 예로부터 명의는 환자의 피부색과 상태만 보고도 몸속 어디에 이상이 있는지 알 수 있었지. 허풍 같지만 허풍이 아냐.

흔히 '안색이 창백하다', '병색이 깊다'라는 말 쓰잖아? 위장이 좋지 않거나, 생리통이 심할 때 피부에 여드름이 나는 경우도 있고, 식중독에 걸리면 온몸에 발진 같은 두드러기가 돋아. 배가 아프고 생리통이 있는데 왜 피부에 무엇이 생길까?

어때, 피부는 우리 몸과 마음의 거울이라는 게 조금은 이해되지?

우리가 이 책에서 자세히 알아보려고 하는 여드름도 결국은 인간의 오장육부에 이상이 생겨서 몸속 기의 흐름이 막힘에 따라, 높은 곳으로 발산하려고 하는 열이 피부로 터져 나오기 때문에 생기는 거야. 따라서 여드름은 우리 몸 내부 장기의 이상을 바로잡고 음양의 균형을 맞춰 줘야만 근본적인 치료가 되고, 그런 점에서 한의학이 여드름 치료에 탁월한 효과를 낼 수 있는 거야.

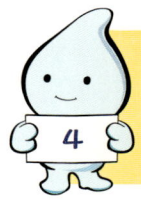

4 피부에 직접 영향을 끼치는 우리 몸의 내부 요인은 뭐야?

　피부가 건강하다는 말은 무슨 뜻일까? 피부가 양질의 영양분을 공급받고 피부를 통해 몸속의 각종 불순물과 노폐물이 잘 배출된다는 뜻이겠지?

　만약 우리 내장에 이상이 생겨 기가 막히거나 흐름에 방해를 받는다고 생각해 봐. 그럼 어떻게 될까? 외부의 좋은 기운을 받아들이고 몸속의 나쁜 것을 배출하는 작용인 기(氣)가 제대로 순환하지 못하니까 기(氣)를 통해 흐르는 몸속의 열이 아래로 못 가고 자꾸만 위로만 치솟게 되겠지? 그 열은 우리 몸 중에 가장 높은 곳인 얼굴에 축적되는 거야. 그 열이 뺑하고 얼굴 피부 위로 터지면? 그게 여드름이나 뾰루지인 거지.

　또 기가 막히게 되면 혈액순환에도 문제가 생길 테고, 약해진 기(氣)의 흐름으로 인해 몸속 노폐물과 세균들이 체외로 잘 배출되지 못하고 피부에 쌓이게 되겠지. 그렇게 되면 피부는 힘이 들고 탄력을 잃어 색깔도 안 좋아지다 마침내는 기미, 주름, 각질, 여드름 등등 각종 피부 문제를 일으키게 되는 거야.

다시 말해, 기가 막히면 여드름이 생기는 거지. 모공이 막혀 피지가 배출되지 못하고 염증이 생기는 게 바로 여드름이잖아. 물론 여드름은 큰 문제도 아니지. 기가 막히게 되면 사람이 죽을 수도 있으니까.

어쨌든 피부 건강에 주로 영향을 미치는 내부 요인들은 주로 영양 공급과 호흡에 관련된 기관들이야. 바로 아래의 다섯 가지지.

○ 혈액

흡혈귀 드라큘라를 모르는 사람은 없지? 드라큘라는 사람들의 피를 빨아 자신의 영원불멸의 생을 유지하잖아. 물론 배가 고프면 뭐든 가리지 않고 모든 피를 빨아

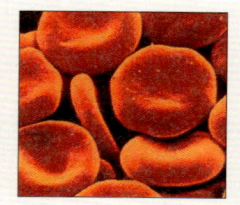

먹겠지만 이왕이면 깨끗하고 싱싱한 피가 좋겠지.

우리의 혈액 속에는 온갖 영양분이 포함되어 있어. 피부 역시 혈액으로부터 영양분을 공급받는 거야. 따라서 혈액이 노폐물 없이 깨끗하고 양이 충분하며, 몸 구석구석 피가 잘 돌면 우리 피부 역시 좋은 상태를 유지할 수 있는 거야.

병자나 몸이 허약한 사람들이 피부가 푸석푸석하고 거칠고 주름이 많은 건 혈액이 탁하고 잘 흐르지 못하기 때문이야. 어때, 여러분이 드라큘라라도 이왕이면 젊고 좋은 피를 빨아 먹겠지?

어쨌든 건강한 피부를 위해서는 피를 맑고 깨끗하게 유지하는 노력이 중요해.

기(氣)

우리 몸에 기(氣)가 부족하면 몸이 허하다고 하지. 그런 사람들은 혈색이 창백하고 피부는 바싹 말라 있어. 주름도 많이 지고 몸의 각질도 많이 일어나는 특징이 있지.

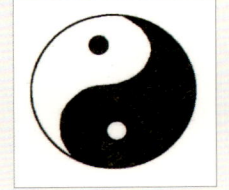

아무리 혈액이 좋아도 우리 몸의 에너지 즉, 기(氣)가 충만하지 못하면 말짱 헛수고야. 혈액으로부터 피부가 영양을 공급받더라도 피부는 기의 작용에 의해 몸속의 불순물과 열을 외부로 배출하고 자연의 신선한 산소와 기운을 받아들이는데, 기(氣)가 충만하지 못하면 혈액 순환에도 문제가 생기게 되고 피부 건강에도 좋지 않은 거야. 한마디로 기(氣)는 우리 몸속의 펌프와 같은 역할을 한다고 할 수 있지.

○ 진액(津液)

진액이란 말이 좀 어려운데 말이야. 우리 몸속에서 만들어지는 액체 성분의 영양분을 진액이라고 생각하면 돼. 우리 피부가 얼마나 깨끗하고 윤택한가는 얼마만큼의 양질의 진액을 공급 받느냐에 달려 있는 것이지.

왜, '진이 빠진다'라는 말이 있지. 이 말은 무슨 뜻일까? 아주 힘들고 고통스런 상황에서 자신의 모든 힘을 진력을 다해 바쳤을 때 주로 하는 말이지. 거의 죽다 살았다라고 생각하면 되지. 다들 경험이 있을 거야. 진이 빠지도록 공부하든지 스트레스를 받았던 경험 말이야.

진이 빠지니까 그 다음날 피부상태가 어때? 안 좋지? 푸석푸석하고 붓고 화장도 안 받고….

우리의 피부를 촉촉하고 윤기 나게 하는 것은 단순히 수분이 아니라 우리 몸속의 진액에 달려 있는 거야.

○ 폐(肺)

폐의 가장 중요한 역할은 호흡이야. 혈액 속의 탄산가스를 밖으로 배출하고 또 산소를 공급하는 일이지. 폐가 건강하면, 몸속 탄산가스 배출이 잘되고 신선한 산소를 잘 공급 받을 수 있다는 말이야. 다시 말해 피가 탁하지 않고 깨끗하다는 뜻이야. 앞에서도 말했지만 장기 가운데 폐가 피부를 관장해. 폐가 건강하면 피부도 깨끗한 거야.

위장(胃)

폐가 호흡을 통해 피부 전반을 관장한다면, 위장은 얼굴의 피부를 책임지고 있어. 왜냐하면 위장에 있는 혈관이 대부분 얼굴과 연결되어 있거든. 위장은 일차적으로 음식물을 받아들여 소화시키는 기관이지.

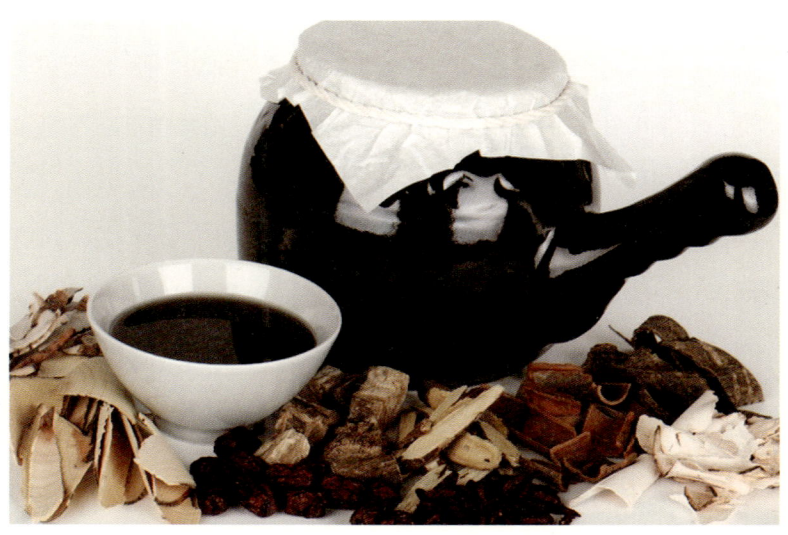

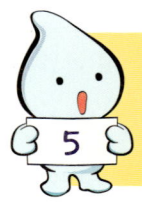
5 한방치료를 하면 진짜 여드름에 효과를 볼 수 있니?

이 질문이야말로 이 책을 읽는 여러분이 가장 궁금해하는 거지? 결론을 말하자면 한의학으로 여드름은 쉽게 치료할 수 있어!

서양의학이 엄청나게 발전했다는 것은 부인할 수 없어. 하지만 질병이 없어진 것은 아니지. 예나 지금이나 인간은 질병으로 고통 받고 있어. 오히려, 복잡해진 사회생활로 인한 스트레스, 환경오염, 새로운 질병의 출현 등, 양파 껍질같이 까면 깔수록 어려운 문제가 계속 생기는 게 오늘날의 현실이야.

여드름도 마찬가지야. 여드름 치료약은 수천 가지가 넘어. 약뿐 아니라 여드름 전용 화장품이며, 비누 등등. 정상적이라면 여드름 때문에 고생하는 사람이 줄어야 하지 않아? 하지만 현실은 어떻지? 과거에는 사춘기 때 잠깐 생겼다가 없어진다고 생각했던 여드름이 지금은 남녀노소 구분 없이 생기고 있잖아? 증상도 훨씬 심해졌고 말이야.

이제 여드름은 일시적인 게 아니라 평생을 두고 관리해야만 하는 병이 되어버린 거야. 여드름이 '청춘의 꽃'이란 말은 이제 차라리 애교가 되어버린 것 같아.

오늘날 서양에서 한의학에 눈길을 돌리고 관심을 기울인다는 점은 많은 것을 시사하지. 요즘엔 대형 병원에 가면 대체의학과가 있어. 대체의학은 인간의 자연 치유력을 높이고 화학적 약물 요법이나 수술이 아닌, 자연과의 조화 속에서 치료법을 찾으려고 해. 왠지 한의학과 비슷한 느낌이 들지 않아?

한의학에서는 음양오행의 이치에 따라 우리 몸의 저항력을 높여 주는 치료법을 사용한다고 말했지? 여드름도 단순한 피부 문제로 파악하고 그 증상만 없애주는 치료법을 사용하지 않아. 여드름의 근본 원인인 내장 기관의 이상을 바로잡아 다시 여드름이 재발하지 않도록 하는 근본적 치료를 하는 것이지. 자궁이 좋지 않아 생리 때마다 여드름이 발생하는데 그때마다 항생연고를 바르고 약만 먹는다고 여드름이 없어지는 게 아니잖아?

질병의 근본을 치료한다는 점에서 한의학이 여드름과 같은 난치성 질환에 큰 효과를 발휘해 온 거야. 그렇다고 서양의학을 멀리하자는 게 아니야. 여드름이라는 질병의 특성상 한의학적 방법이 효과적이라는 말이지.

기가 막히고 열이 받아서 생긴 여드름을, 한의학에서는 기를 뚫어주고 열을 식혀서 치료하여 병의 뿌리를 없애는 거야. 내장의 이상 요인을 제거해 막힌 기를 뻥 뚫어 주면 모공이 탁 트여 피지가 잘 배출될 테고, 피부가 건강하게 숨을 잘 쉬겠지? 그럼 좋은 영양분을 공급받게 될 테니 자연히 여드름은 없어지지 않겠어?

한의학에서는 여드름을 부작용과 재발이 드물게끔 말끔히 치료한단다. 수천 년의 임상 실험을 통해 검증된 침 치료와 한약, 순수 생약으로 만들어진 한방 스킨케어 화장품이 있으니 화학 약품 때문에 생기는 부작용도 없을 것이고 몸의 기를 보충해 주고 내장을 치료해주니 여드름 치료가 끝나면 우리 몸이 몰라보게 건강해졌다는 느낌까지 받게 될 거야. 여드름도 치료하고 건강해지고… 일석이조 아냐?

게다가 한방에선 침을 써서 피부가 스스로 여드름 흉터를 치료하도록 자극하는 방법을 이용해 여드름 흉터 역시 깨끗하게 없앨 수 있단다. 침으로 흉터를 없앤다니 놀랍지 않아? 좀 낯설고 새롭지만 망설이지 말고 시도해 봐.

웰빙 시대엔 웰빙 시대에 맞는 방법으로 살아가야지. 한의학은 현대의 웰빙 의학이야.

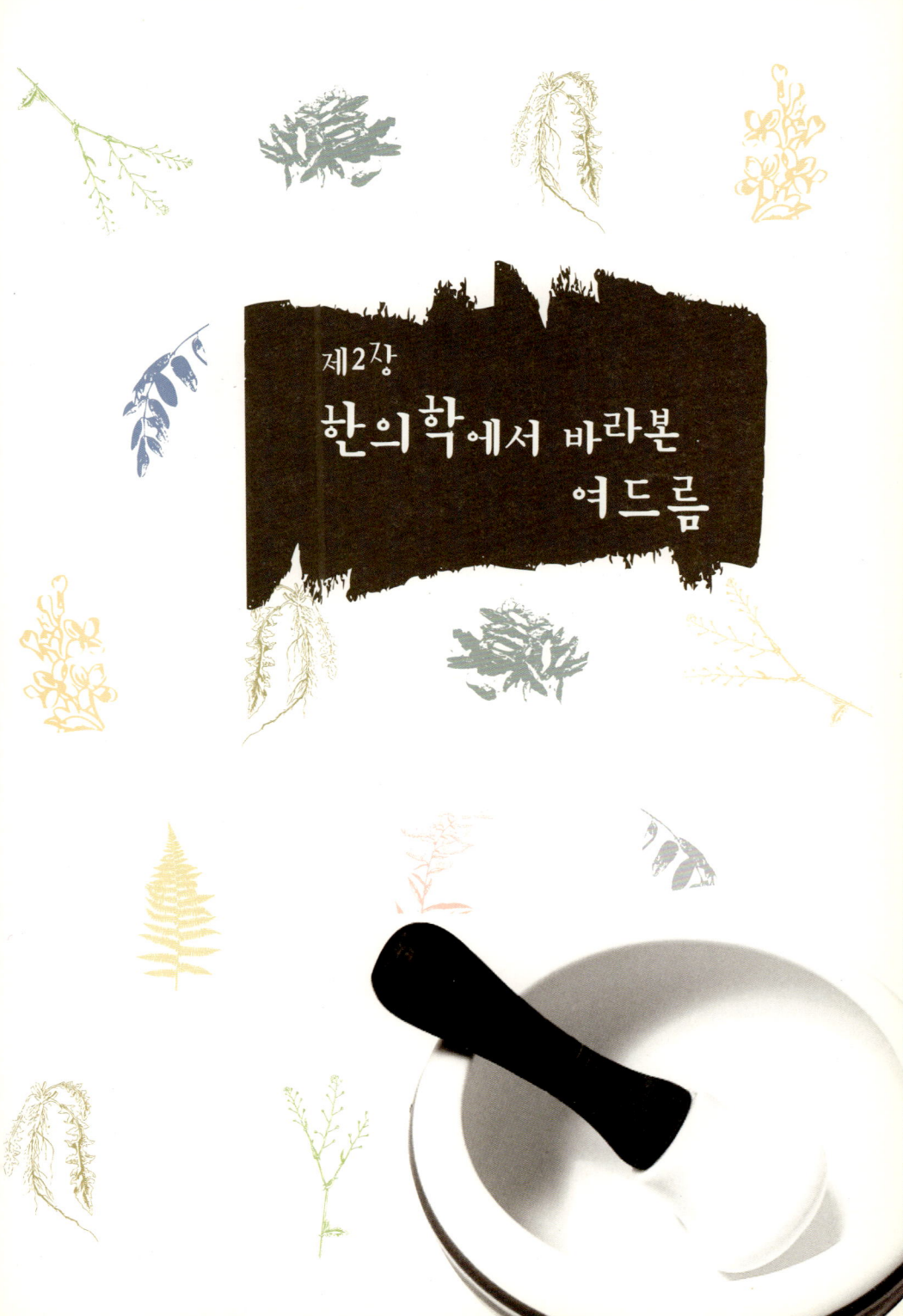

제2장
한의학에서 바라본
여드름

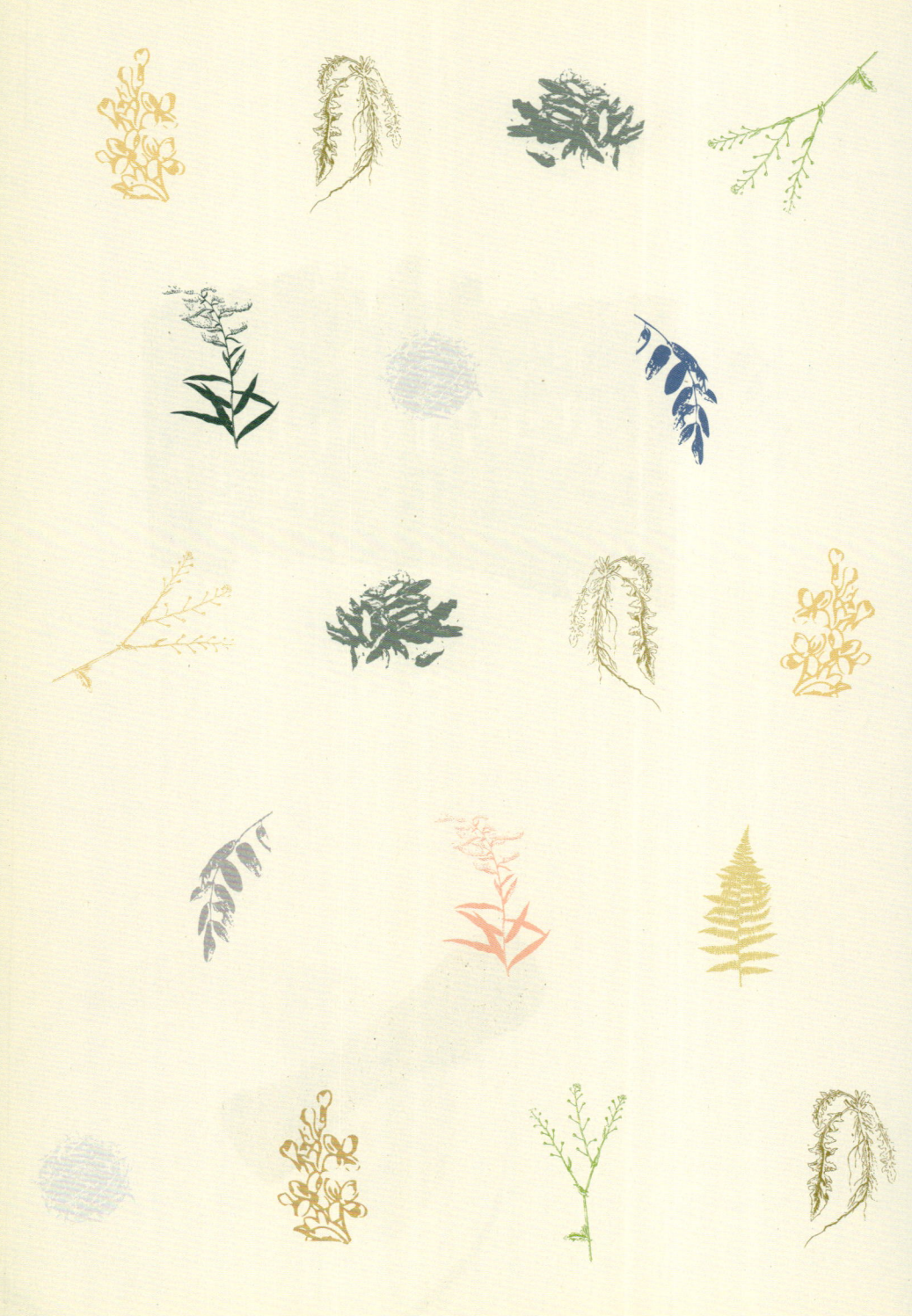

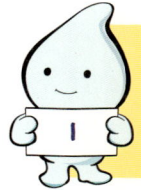
한의학에서 바라보는 여드름의 원인은 뭐야?

이제 본격적으로 여드름에 관한 이야기를 시작해 볼까?
여드름의 원인을 알아보려면 일단 여드름의 어원부터 살펴봐야 해.

여드름은 '열(熱, 火) + 듦'에서 나온 말이야. 있는 그대로 풀어보면 '열이 들었다'라는 말이지. 생김새와 색깔로 보면 열이 맺혔다고 할 수도 있어. 몸속의 열이 피부로 쌓이다가 그게 터져 나오는 게 여드름인 거야.

그렇다면 왜 열이 맺히는 걸까?
앞에서도 누차 말했지만 우리 내부 장기에 이상이 생기면 몸속 기(氣)의 흐름이 막히게 되겠지? 그런데 기에는 음과 양의 기운이 있잖아. 기는 수승화강(水昇火降)이라는 기본 원칙에 의해 흐르거든. 이게 무슨 소린가 하면, 상체의 따뜻한 양 기운은 아래로 내려가고 하체의 서늘한 음 기운은 위로 올라간다는 소리야.

내장 기관에 이상이 생기면 그곳이 막혀 몸속의 기가 잘 흐르지 못하겠지? 그럼 몸속의 뜨거운 기운이 기를 통해 아래로 순환하지 못할 거야. 뜨거운 것의 속성은 위로 올라가려고 하잖아. 따라서 그 열은 피부에 축적되고, 계속 그런 상태가 진행되면 각종 피부 문제가 발생하는 거야. 여드름도 그래서 생기는 거지.

우리 한의학에선 여드름의 원인을 주로 비장, 위장, 폐장, 자궁의 기능 저하를 주된 내부적 근본 요인으로 바라보고 있어. 어때? 여드름을 '청춘의 심벌'이니 '청춘의 꽃'이니 하며 우습게 볼 게 아니지? 사춘기 때 생기는 여드름은 그렇다고 쳐도 성인이 되어 생기는 여드름은 절대로 작은 문제가 아니니 반드시 그 원인을 찾아 치료해야 여드름뿐 아니라 몸 전체가 건강해지는 거야.

그렇다면 청소년기에 왜 여드름이 잘 생기는 것일까? 우린 흔히 청소년기를 '질풍노도의 시기'라고 하지? 정신적으로나 육체적으로나 엄청난 격변의 시기라는 뜻이잖아. 엄청난 생장력과 생명력의 시기이지.

사춘기는 만물이 왕성하게 자라나는 여름처럼 뜨거운 불의 기운이 넘쳐흐르는 시기야. 하지만 이 시기는 너무나 빠른 생장력과 신체의 변화 때문에 모든 게 불균형 상태이거든. 뜨거운 기운이 충만한 시기에 불균형한 육체적 상태를 가지고 있으니 기의 흐름이 원활하지 못하잖아? 피지 분비는 과도하게 늘고 모공이나 피부 각질은 그때그때 알맞게 조치를 취해야 하는데 그것을 따라가기가 힘이 드니 몸속 열이 피부로만 모이게 되고 여드름이 생기게 되는 거야. 마치 실험실에서 어떤 화학 물질이 급격하게 반응을 일으키면 열이 발생하는 것과 같은 거지.

그럼 특히 얼굴에 여드름이 잘 생기는 이유는 무얼까? 내장에 이상이 생기면 제일 먼저 얼굴에 신호를 보내게 돼. 얼굴은 신체의 가장 높은 곳에 위치해 열이 모이는 곳이고 또 기혈의 순환 통로인 경락들이 다 모여 있기 때문이지. 따라서 오장육부에 문제가 생기면 해당 경락이 지나는 얼굴 각각의 부위에 여드름이 생기는 거야.

피부는 배설도 하고 호흡도 해. 모공이 피지로 꽉 차고 각질에 막혀 제대로 배출을 못 하면, 외부의 기운을 받아들일 수 없으니 피부 자체에도 열이 발생하고 염증이 생기는 거야. 이제 더 확실해지지?

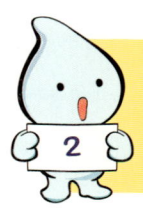
생리 때만 되면 여드름이 나는 이유가 뭐야?

한의학적으로 자궁이 약한 여성이 왜 생리 때만 되면 여드름도 잘 나고 생리통도 심한지 설명해보도록 하지. 아마 고개를 끄덕이게 될 거야.

우리의 몸은 크게 세 부분으로 나눌 수 있어. 심장을 중심으로 한 그 윗부분을 상초(上焦)라고 하며, 위장을 중심으로 한 중간 부분을 중초(中焦), 그리고 자궁과 신장을 중심으로 한 아랫부분을 하초(下焦)라고 하지.

우리 몸이 균형과 조화를 이룬 건강 상태 때는 수승화강(水昇火降)의 원리에 따라 기가 상·중·하초를 활발하게 잘 오가며 교류를 하지. 기의 흐름이 원활하니 온몸 구석구석 영양분이 잘 공급되고 몸속 노폐물 배출이 잘 되어 건강한 거야.

우리 여성들 중에 특히 자궁이 안 좋은 사람이 생리 때만 되면 여드름이 생기는 이유는 무엇일까? 이들은 얼굴 중에서 특히 턱 주변에 여드름이 잘 생겨. 그리고 이런 여성들은 주로 생리 주기가 불규칙하다던가, 생리통이 심하고, 생리혈색이 좋지 않으며 덩어리로 뭉쳐서 나오는 경우가 많지.

인간은 영양분을 잘 흡수하는 것도 중요하지만 몸속의 찌꺼기나 불순물들을 잘 배출하는 것도 중요해. 아기가 생길 때를 대비해서 자궁 속에 모였던 피가 빠져나가는 것이 생리인데, 생리혈이 잘 배출되기 위해서는 자궁의 혈액이 잘 순환되도록 밀어주는 펌프가 필요하거든. 그 펌프와 같은 힘이 바로 기인 거야.

하지만 자궁에 이상이 생기면 자궁이 위치하고 있는 하초가 막히게 되고 아래쪽으로 기가 잘 흐르질 못하겠지. 그럼 당연히 자궁의 혈액순환이 잘 안 되어, 좋지 않은 피가 자궁 속에 오래 머물게 되고 잘 빠져나오지 못하니 아랫배가 아프고 열이 발생하는 거야. 그리고 그 열이 위쪽으로 쌓이게 되면 마침내 얼굴 중 하초에 해당하는 턱 주위에 여드름이 나는 거야. 물론 꼭 턱 주위에만 나는 것은 아니고 얼굴 여러 부분에 날 때도 있지만 말이야.

한의학적 원리에 의해 생리 때마다 여드름이 심해지는 이유를 들어보니 이해도 쉽고 정말 맞는 말이지? 피부는 우리 몸속을 비춰 주는 거울이야. 따라서 피부에 나타난 여드름만 없앤다고 여드름 치료가 끝나는 것이 아니야. 근본 원인을 찾아내야지.

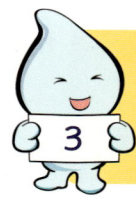

3 여드름의 주범은 잡힌 것 같은데, 혹시 공범은 없니?

맞아. 여드름을 일으키는 내부 요인은 몇 가지 더 있어. 주범은 내장 기관의 이상이지만 주로 요놈들과 같이 나타나. 공범 역할을 하는 녀석들이 있지. 공범들을 나열해 볼게.

혈열(血熱 탁한 피), **어혈**(瘀血 나쁜 피), **대장열**(大腸熱 변비), **비습**(脾濕 비만), **폐열**(肺熱 피부에 열이 나는 증상), **상열증**(上熱症 몸 안의 열이 올라오는 증상), **충임맥부족**(자궁이 약해져 어혈이 생기는 증상) 등이 그것이야.

녀석들의 범죄를 한 번 살펴볼까?
가끔 몸에 열이 확하고 일어나는 느낌을 받고 얼굴이 화끈거리고 붉어지는 경험을 해 본 적 있지? 흔히 "아, 열 받아"라고 말하잖아. 이 느낌을 한의학에서는 상열감이라고 해. 주로 소양인 체질에 성격이 소심하고 스트레스를 많이 받는 사람들에게 이 상열증(上熱症)이 많지. 체질상 원래 열이 많고 잘 생기는 타입이야. 이 상열증이 심하면 그 열에 의해 몸속의 혈액과 수분의 농도에 영향을 끼치게 돼. 몸에 열이 많으면 피와 수분이 마른다는 얘기야.

어떤 용액을 가열하면 수분이 증발해 진해지고 나중엔 찌꺼기만 남는 것과 마찬가지로 우리 몸속에 열이 발생하면 혈액이 끈적끈적하고 탁해지는 거야. 이 탁한 피가 혈관을 잘 타고 돌 수 있겠어? 각종 불순물과 독소들이 많이 섞여 있으니 피부에 좋을 리가 없지.

변비도 마찬가지야. 열이 많아서 대변의 수분이 빠져나가 딱딱해지고 뭉쳐 배설을 못 하는 게 변비잖아. 그 대변이 대장에 오랫동안 머물게 되면 대변 속의 독소들이 대장을 통해 나와 혈액을 타고 흐르게 되는 거야. 흔히 '똥독'이라고 하잖아. 독이 혈액 속에 섞여 있으니 피부가 좋아할 리 없지. 그 무시무시한 증상을 할머니한테 한번 물어봐. '똥독'이 얼마나 무서운지 실감 날 거야. 과거 재래식 화장실을 사용할 때 가끔 똥통에 아이들이 빠지는 경우가 있었어. 그때 '똥독'이 오르는 경우가 있거든. 마찬가지로 자궁이 약해 생리혈이 제대로 배출되지 않는 경우에도 독소가 생기겠지.

이렇게 몸속의 독이 제대로 밖으로 빠져나가지 못하고 혈액에 남아 기가 잘 흐르지 못하면 피부에 여드름이 생기는 거야. 한의학에서는 이를 '혈독'이라고 부르며 여드름 치료를 할 때 몸속 내장 기관 치료뿐만 아니라 혈액 속의 독을 배출시키는 치료도 병행하지.

　우리는 피를 탁하게 하는 잘못된 식습관, 음주, 흡연, 스트레스, 생활 습관, 약물 남용 등을 멀리해야 해. 꼭 여드름뿐만 아니라 몸이 건강하고 싶다면 삼가야 하는 것들이잖아. 우리 몸은 따로 노는 게 아니라 모든 게 유기체적으로 서로 영향을 주고 있기 때문이야.

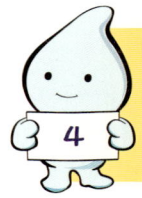

한의학에서 분류한 여드름의 종류는 뭐야?

그래, 이제 앞에서 말한 여드름의 원인을 종합하여 여드름을 한번 분류해 보자. 누차 말했지만 여드름은 내장 기관의 이상으로 인해 기의 흐름이 막혀 열이 발생하거나, 혈액 내에 독소가 축적되어 얼굴이나 피부에 염증이 생기는 거야. 따라서 한의학에서는 내장 기관의 이상과 독소에 의해 여드름의 종류를 분류해. 그 종류는 다음과 같아.

◯ 폐열독형 여드름

앞에서 피부 전체를 관장하는 기관이 폐라고 말했지? 폐가 호흡을 책임지는데 피부도 아주 미량이지만 호흡을 한다고 했잖아. 그래서 이건, 폐가 좋지 않아 폐의 열이 피부에서 울체해서(막혀서) 발산하지 못할 때 생기는 여드름이야.

◯ 담탁결취성 여드름

피부에 영양을 주는 게 혈액과 진액이라고 말했지? 그런데 이 혈액이나 진액이 탁해지거나 노폐물이 많을 때 생기는 여드름을 담탁결취성 여드름이라고 말해. 주로 몸에 좋지 않은 인스턴트식품을 많이 먹거나 술을 좋아하는 사람, 비만 체질인 사람들에게 많이 발생하는 여드름이지.

◯ 장독성 여드름

장독성 여드름은 명칭에서 벌써 느낌이 팍 오지? 흔히 변비 환자들에게 많이 나타나는 여드름이야. 대변을 제대로 배설하지 못해 대장 내의 유해가스가 피를 탁하게 하고 간독성을 증가시켜 여드름을 발생시키지.

◯ 어혈독성 여드름

흔히 생리주기에 따라 나타나는 여드름이야. 여자들에게 많이 해당되겠지. 자궁 내의 생리혈을 제대로 배출하지 못하면 생리혈이 검고 덩어리질 수가 있어. 이런 피가 자궁 내에 오래 머물고 있으면 자궁이 편하지 않고 여드름이 나겠지?

○ 위장의 열독으로 인한 여드름

음식물을 소화시켜 우리 몸에 영양을 공급하는 선두 타자 역할을 하는 위장이 잘못되면 발생하는 여드름이야. 기름지고 자극적인 음식을 절제하지 못하고 과식함으로써 여드름이 생기게 되는 거지. 위장의 열이 피부에 올라와 생기는 여드름이지.

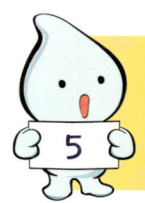

특정 부위의 여드름이 우리 몸의 어디가 안 좋은지 알려준다고?

특정 부위에 집중적으로 발생하는 여드름은 한의학적 관점에서 보면 쉽게 알 수 있어. 얼굴은 우리 내부의 거울이라고 앞에서 말했지? 내장의 경락들이 얼굴에 모여 있는데 어떤 장기에 이상이 생기면 그 장기의 경락이 모여 있는 지점에 여드름이 집중되는 거야.

따라서 여드름이 발생하는 부위를 잘 살펴보면 우리 내부 어느 부분에 이상이 있는지 밝힐 수도 있는 거야.

그렇다면 얼굴의 각 부위는 우리 몸속 장기의 어느 곳과 연관되어 있을까? 내가 전에 우리 몸은 세 부분으로 나눌 수 있다고 했지? 심장을 중심으로 그 윗부분을 상초라 하며 위장을 중심으로 한 중간 부분을 중초라 하고, 자궁과 신장을 중심으로 한 아랫부분을 하초라 한다고 했잖아. 이것을 얼굴의 상, 중, 하 부분으로 나누어 서로 연결하면 대충 맞아 떨어진단다. 이제 각 부위별 여드름의 주인들을 한번 살펴볼까?

○ 이마 여드름

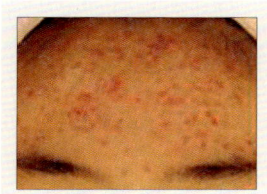

이마는 신체의 장기 중에서 심장 부분에 해당하는 부위야. 몸 상태가 좋지 않을 때 생기는 열독이 심장에 미치면 이마에 여드름이 나게 된단다. 따라서 이마에 여드름이 집중되는 사람들은 대부분 스트레스를 많이 받고 있거나 스트레스에 많이 민감하지. 이런 기능적인 문제가 기질적인 문제로까지 발전되면 가슴이 두근거리나 쉽게 긴장을 하고 심지어는 식은땀까지 흘리게 돼.

○ 코 여드름

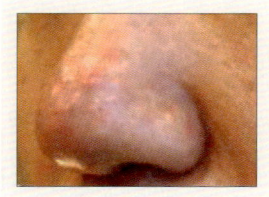

코는 얼굴의 한가운데 위치하고 있어서 내장과 연관된 곳도 많지. 특히 간, 폐, 위장 등과 관계 깊어. 코에 나는 여드름은 짜기도 힘들고 눈에 잘 보여 많은 콤플렉스를 만들어 내지. 까만 점 같은 블랙헤드가 많이 발생하고 가끔 심한

염증성 여드름도 생겨 딸기코가 되기도 한단다. 특히 코 여드름을 잘못 건드리면 모공이 확장되어 코에 구멍이 송송 난 것처럼 변하니 조심해야 해.

◯ 턱과 목 여드름

신장 기능이 저하되거나 자궁, 생식기의 기능이 약해지면 턱이나 목 쪽에 여드름이 많이 발생해. 여자는 어쩔 수 없이 생리 기간의 영향을 받을 수밖에 없잖아. 만약 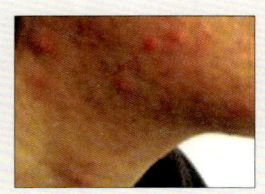 자궁이 약한 성인 여성의 경우엔 생리 때면 생리통이 심하고 여드름도 심한 거야. 손발이 찬 사람이 많고 흔히 '냉'이라고 부르는 대하증(帶下症)도 동반되는 경우가 많지. 따라서 턱 쪽에 여드름이 유독 심하다면 근본적으로 자궁이나 신장의 기능을 점검해야 해.

◯ 볼 여드름

볼 여드름은 왼쪽 볼과 오른쪽 볼에 따라 연관된 장부가 다르지. 왼쪽 볼은 간에 이상이 생긴 경우 여드름이 나고, 오른쪽 볼은 폐에 이상이 생기면 여드름이 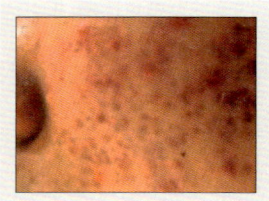 난다고 해. 하지만 간과 폐는 서로 유기적으로 긴밀한 관계에 있으므로

여드름이 양측 볼에 함께 발생하는 경우가 흔하지. 따라서 한의학에서는 간과 폐를 보통 같이 치료해.

또한 볼은 위(胃) 경락과 대장(大腸) 경락의 종지점이 되기 때문에, 중요하게 여겨야 해.

○ 등 여드름

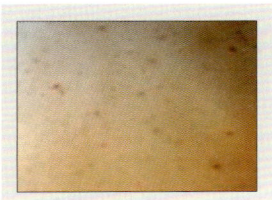

등에 여드름이 많이 발생한다면 특히 생활 관리에 대해 심각하게 생각해 봐야 해. 술과 기름진 음식을 많이 먹거나 불규칙한 생활 습관, 스트레스, 지나친 흡연 등이 주요 요인이므로 자신의 생활을 한번 돌아보도록 해.

그리고 등 여드름은 무지 크고 아픈데다, 잘 곪아서 흉터도 잘 남고 칙칙하게 변색도 잘 돼 보기에도 흉해서 치료를 잘 해야 하는 곳이야.

○ 가슴 여드름

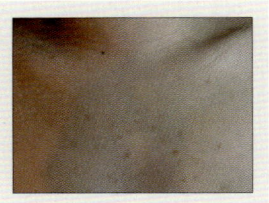

가슴 여드름은 주로 외부 자극 때문에 잘 생겨. 목걸이 같은 장신구가 끊임없이 자극을 주거나 손에 잘 닿고 안 보이니까 막 짜는 경우에 말이지.

가슴 여드름은 딱 붙는 옷이나 브래지어 등에 의해 더 심해질 수 있으니 주의하고, 특히 함부로 짜면 가슴 부위는 흉이 아주 보기 싫게 지고 경우에 따라선 큰 붉은 멍울처럼 될 수도 있다는 사실도 명심하도록 해.

제3장 여드름의 종류와 증상 그리고 흉터

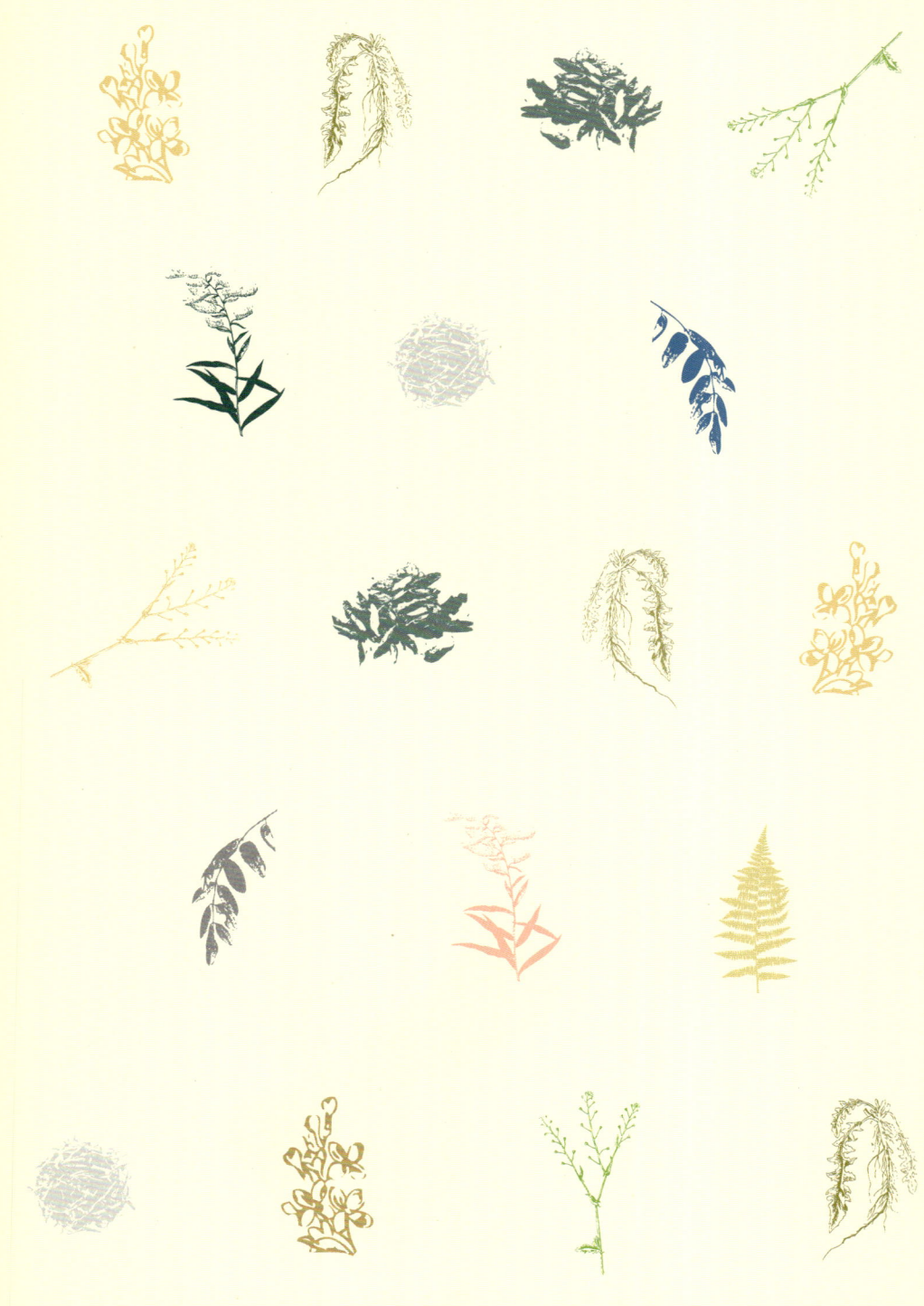

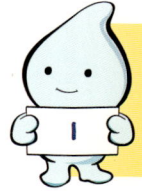
서양의학에서 바라보는 여드름에 대해 설명해 줄래?

서양의학에서도 여드름 환자가 행복한 사회생활을 할 수 있도록 여드름을 없애기 위해 엄청난 노력을 해왔다는 것은 부인할 수 없지. 이미 많은 치료기법과 치료제도 개발했고 또한 수없이 많은 사람들이 지금도 여드름의 원인과 치료를 위한 연구를 계속하고 있어. 하지만 여드름 환자는 줄지 않고 있어. 오히려 사춘기 때 잠깐 나타났다 사라지는 것으로 여겨졌던 여드름이 성인이 된 뒤에도 나타나는 성인 여드름 환자가 더 늘고 있잖아.

아마도 그 이유는 한의학과 달리 서양의학은 여드름을 단순 피부질환으로만 인식하기 때문이라고 여겨져. 서양의학은 일단 얼굴에 생긴 여드름을 없애는 데만 주력하지. 화학약품과 항생연고를 이용해 증상을 없앤 후 흉터제거를 위해 박피술을 시술하는 단순한 방법을 주로 사용하는데 근본 치료를 하지 못하니 금방 재발하기 일쑤인 거야.

사실 피부과적인 면에서만 보았을 때 서양의학에서 찾아낸 여드름의 원인은 100% 맞는다고 볼 수 있어. 한번 살펴볼까?

> 서양의학에서는 여드름의 1차적인 원인을 피지선에서 피지가 지나치게 많이 생성되고 피지가 분비되는 통로인 모공이 막혀 염증이 생겨 발생한다고 보고 있어.

좀 더 자세히 말해보면, 사춘기가 되면 안드로겐(Androgen)이라는 남성호르몬이 폭발적으로 증가하거든? 이 남성호르몬이 피지선을 자극하는데 그 때문에 피지 분비가 많아지는 거야. 그리고 모공 입구의 피부 각질층이 두꺼워지는데 이 때문에 모공이 좁아지고 막히니 피지 배출이 원활하지 못한 거지. 피지가 많아지면 피지를 먹고 사는 모낭충과 프로피오니박테리움 아크네(Propionibacterium acne)라는 긴 이름의 여드름 균이 활발하게 번식하게 되고 여드름이 나는 거야.

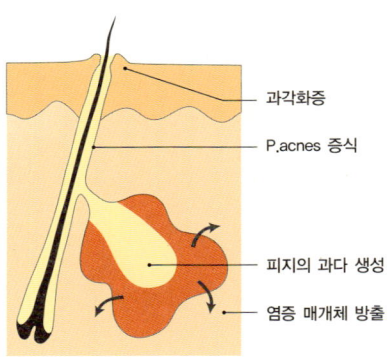

서양의학은 사춘기에 여드름이 발생하는 원인에 대해선 잘 설명해주고 있어. 하지만 앞장에서 설명했지만 여드름이 이렇게 단순한 건 아니잖아? 증상만 놓고 보면 간단한 염증성 피부 질환인데, 이 여드름이 요즘엔 남녀노소 구분 없이 생기고 환자는 더 늘어나고 있어.

그래서 요즘엔 서양의학에서도 여드름의 원인을 한가지로만 파악하지 않고 온갖 잡다한 이유를 말하고 있지. 남성호르몬의 작용, 피지의 과잉생산, 지루성 피부, 유전, 세균, 월경, 자외선, 변비, 스트레스 등 온갖 요인이 복합되어 발생된다고 하는데, 결국 '잘 모르겠다'는 말이 맞겠지. 이제 여드름은 평생 관리를 해야 하고 그때그때 치료를 해야 하는 난치성 질환이 되었어.

여드름이 단순한 피부과 질환이 아니라 아주 복잡하고 다양한 원인 때문에 발생한다는 사실을 서양의학에서도 인정했다고 볼 수 있지. 따라서 단순하게 몸에 나타난 증상만을 찾아 병명을 진단하고 환자 개개인의 특성을 무시하고 획일화된 처방과 치료법을 주로 사용하는 서양의학에선 완치가 어려운 병인 거야.

이런 점에서 환자 개인의 체질부터 시작해서 모든 특징을 종합하고 여드름의 원인을 찾아 근본 치료를 하는 한의학이 여드름 치료에 보다 더 효과적이라 할 수 있는 거야.

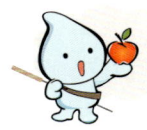 ## 여드름 치료 수기 # 1

중학교 3학년 때 여드름이 약간 났지만 오래가지 않았고 고등학교에 진학할 무렵에는 깨끗하게 사라진 경험이 있었기 때문에, 사실 난 여드름에 대해서 그렇게 심각하게 생각하진 않았다. 하지만 대학교 4학년 무렵부터 얼굴이 별로 깨끗하지 않다는 느낌을 받았다. 시험 공부로 밤을 새거나 조금 피곤하면 얼굴이 자꾸 미끈거리는 느낌을 받았고 뾰루지 같은 것이 한두 개 나곤 했다. 그래도 한 3, 4일 후면 사라지곤 했기 때문에, 그것 때문에 크게 스트레스를 받거나 마음고생을 한 것은 아니었다.

하지만 직장생활을 시작하면서 바쁘고 불규칙한 삶에서 스트레스를 많이 받기 시작하자 상황이 달라졌다. 광고기획팀에 근무했기 때문에 업무가 매우 바빴고 새로운 아이디어를 자꾸 생각해내야 해서 항상 머릿속이 복잡했다. 많은 회의를 해야 했고, 광고주들에게 계속적으로 프레젠테이션을 해야 했기 때문에 거기서 오는 심리적인 중압감도 상당했다.

무엇보다도 힘들었던 것은 불규칙한 식사였다. 난 그래도 편안한 상태에서 식사를 잘하는 편이었는데, 취직을 한 뒤로는 갑자기 식욕이 사라져버리고 하루에 한 끼 정도를 대충 먹고 두 끼 정도 먹으면 많이 먹었다는 느낌이 들 정도로 변해 버린 것이었다. 한 끼만 먹는 날은 책상에 과자나 기타 인스턴트식품을 갖다놓고 먹으면서 허기를 달랬다.

학창 시절에도 시험 때가 되면 긴장이 매우 많이 되고 밥맛이 없어져서 식사를 안 했는데 직장 생활 역시 긴장의 연속이다 보니 밥을 잘 못 먹게 된 것 같았다. 업무도 정해진 것보단 그때그때 갑자기 터지는 일들이 많았기 때문에 언제 밤을 새워 야근을 할지도 모르고 그런 일들이 한 번 연속해서 발생하기 시작하면 제때 식사를 하기도 어려웠다. 그러다가 긴장이 풀어지거나 한 프로젝트가 끝나면 회식을 하면서 몸에 좋지 않은 술과 기름진 음식들을 많이 먹었다.

이런 생활을 몇 년간 해 왔는데 약 1년 6개월 전부터 전보다 더 큰 여드름이 얼굴에 한두 개씩 나기 시작하고 점점 그 범위도 넓어지기 시작했다. 처음에는 이것도 예전처럼 일주일 후에 사라지겠지 했는데 그렇지 않았다. 특히 직장생활을 하면서 많은 사람을 만나야 하고 업무의 특성상 얼굴엔 항상 화장을 해야 했기에, 여드름이 심해질수록 더욱 두터운 화장으로 여드름을 가리기에만 급급했다.

결국 얼굴은 손쓸 수 없을 정도로 여드름으로 덮였고, 나는 업무 스트레스뿐만 아니라 얼굴에서 오는 스트레스로 정말 미칠 지경이었다. 용하다는 피부과는 안 가 본 곳이 없었고 여드름에 좋다는 것은 무엇이든 했지만 얼굴은 나아질 기미가 보이지 않았다. 직장 동료들도 처음 입사할 때의 내 얼굴을 생각하며 왜 그렇게 얼굴이 변했냐고 걱정했고, 난 나대로 계속해서 주눅이 들어 점점 업무에도 자신감을 잃어가고 사람을 만나는 것도 꺼리게 되었다.

결국 이러지도 저러지도 못할 때 나는 여러 사람에게 여드름을 한의학으로 치료하면 괜찮아진다는 말을 들었다. 그렇게 깊은 신뢰는 없었지만 이젠 내가 할 수 있는 것은 다 해 봤다는 생각에 지푸라기라도 잡는 심정으로 한의원을 방문해 보기로 했다.

진료실에서 만난 선생님은 내 증상을 꼼꼼히 살펴보시고 내 생활 습관이나 식습관 등에 대해서 자세히 질문했다. 처음에는 여드름과 이런 것이 무슨 상관인가 하고 시큰둥해서 약간 무성의하게 대답했는데 선생님은 매우 진지하게 경청하면서 무언가를 계속 진료 카드에 적고 있었다. 그러더니 나에게 나는 원래 여드름이 잘 발생할 수 있는 지성 피부인데 직장 생활을 하면서 불규칙한 식사와 스트레스로 인해 장과 위장이 안 좋아지고 혈액 속에 좋지 않은 독소들이 쌓여서 피부를 자극해 여드름이 생긴 것이라고 설명해 주었다.

처음에는 반신반의했는데 선생님이 나의 증상을 이야기하면서, 내가 가지고 있는 피부 문제뿐 아니라 여러 가지 이상 증상에 대해 설명하는데, 이것저것 정말 많이 맞아 떨어지는 것이었다.

이윽고 난 괜히 쓸데없는 생각하지 말고 열심히 치료해야겠다고 마음을 다잡고 선생님이 시키는 대로 무엇이든지 하겠다고 다짐했다. 그리고 마음을 편하게 먹고 치료에 임했다.

병원에서 지어준 한약을 먹고 피부 관리를 시작하고 선생님이 정해주신 대로 식생활 및 생활습관도 고쳐 나갔다.

어느덧 내가 생각해도 속이 많이 편하게 느껴졌고, 한 달 정도 흐른 후에 선생님은 내가 처음 방문했을 때의 사진과 현재의 모습을 비교해 보여주셨다. 정말 몰라보게 달라진 내 모습을 발견할 수 있었다. 피부도 깨끗해져서 좋았지만 무엇보다 항상 어둡고 칙칙했던 내 얼굴색이 발그스레하면서 웃는 얼굴로 변해 있어서 더욱 좋았다. 난 더욱 더 기분이 좋아져 더 열심히 치료에 임했다.

그 결과 3개월이 지난 후에는 여드름은 말끔히 사라졌고 내 피부는 마치 어린 시절의 피부처럼 깨끗해져 있었다. 이후 난 주변 사람들이 여드름이나 피부 문제로 고민하면 무조건 한의원에 가보라고 충고해 준다.

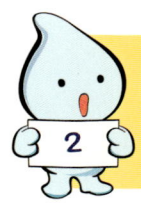
좁쌀같이 생긴 여드름은 초기 증상이지?

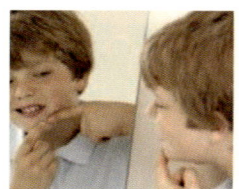

그래, 초기 증상이 맞아. 여드름은 처음엔 좁쌀만 한 크기의 발진이 생기면서 시작되는 거야. 잘 짜면 하얀 피지가 쭉 나오는데 이것을 우리는 '면포'라고 부르지.

지금 질문한 그 여드름은 아직 염증이 잡히지 않은 상태의 초기 여드름이야. 아마 눈에 잘 띄지 않거나 검은색 점이 찍혀 있는 것처럼 보일 텐데, 과잉 생산된 피지가 두터워진 피부 각질로 인해 배출되지 못하고 모공에 모여 있는 상태야.

염증이 아직 없는 상태라 비염증성 여드름이라고도 하는데 초기 단계이므로 잘 관리하고 치료하면 완치될 수 있어. 하지만 지나친 자극을 주거나 화장을 너무 짙게 하면 염증성 여드름으로 변할 수도 있으니 주의해야 해. 비염증성 여드름은 두 가지가 있는데 사진을 보여주며 설명할게.

◯ **폐쇄성 면포**(화이트헤드, 백색 면포)

이 녀석은 피지가 과다 분비되면서 작은 크기의 모낭이 막혀 피부가 아주 작게 부풀어 오른 상태야. 크기도 작고 하얗기 때문에 잘 보이지도 않아서, 만져 봐야 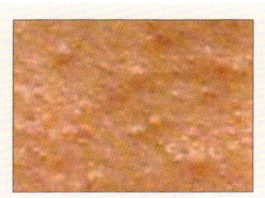 오돌토돌한 촉감을 느낄 수 있지. 두터운 각질층 때문에 아직 모공이 열리지 않은 상태라 폐쇄성 면포라고도 해.

블랙헤드라 불리는 개방성 면포와는 상반된 것인데, 눈으로 보기엔 블랙헤드보다 쉬워 보이지만 그것보다 짜기도 어렵고 모낭도 막혀 있어서 염증성으로 변하기 쉬우니 함부로 만지면 안 돼. 이 화이트헤드는 가급적 초기 단계에 한의원을 찾아 치료하는 게 제일 좋지.

◯ **개방성 면포**(블랙헤드, 흑색 면포)

흔히 블랙헤드라 부르는데 모공이 각질에 막혀 있지 않고 열려 있는 상태야. 이런 경우는 모공만 잘 찾아 면봉이나 깨끗한 도구로 누르면 통증 없이 쉽게 짜낼 수 있어. 짜면 시원하지? 좀 지저분해도 말이야. 그러다 보면 재미가 들려서 자꾸 짜내게 돼.

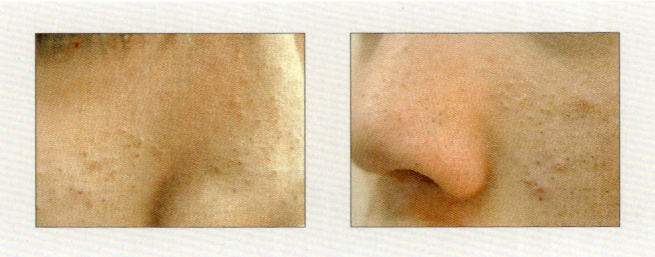

출처 : 「여드름 바이블」, 안성구 저(2006)

주의할 것은 코의 블랙헤드는 함부로 건드리면 안 좋아. 왜냐하면 코는 피지 분비가 워낙 활발한 곳이기 때문에 자꾸 짜내다 보면 코의 모공이 확장되어 딸기코처럼 붉게 되거나 흉터가 남을 수도 있거든. 알았지?

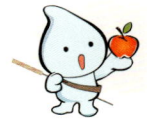 # 여드름 치료 수기 #2

아, 정말 미칠 지경이다. 도대체 내 얼굴이 왜 이럴까? 누런 고름덩어리, 벌겋게 뭉친 멍울들. 거기다 몸은 뚱뚱하고…. 도대체 앞으로 난 어떻게 살까? 다른 놈들은 멀쩡한데 왜 나만 이렇게 여드름이 심한 것일까?

불과 6개월 전만 해도 난 이런 생각을 하면서 세면대의 거울을 바라보고 있었다. 오늘도 학교에 가면 친구들이 꼭 한마디씩 해댈 텐데…. 공부고 나발이고 생각이 없었다.

하지만 한의원에 다니면서 한방 치료를 한 지 4개월 후, 난 변모한 자신의 모습을 보며 정말 한의학이 대단하다는 생각을 한다. 아울러 의사 선생님이 고맙고 어찌 보면 내 인생에 있어서 은인과도 같다는 생각이 든다. 남들은 좀 과장된 표현이라고 할지도 모르지만 내가 겪었던 마음고생과 절망감을 생각하면 이 정도 표현은 아무것도 아니라고 자신할 수 있다. 그래서 여드름 치료 수기를 써 달라는 부탁에 아무 망설임 없이 고마움의 표시로 즉각 써주겠다고 한 것이다.

> 중학교 때는 그냥 봐줄만 했던 여드름이 고등학교에 올라오면서 갑자기 심해지기 시작했다. 창피한 이야기지만 몸이 약간 비만이었던 나는 원래 운동하기도 싫어했고 먹는 것도 가리지 않고 마구 먹는 스타일이었다. 한마디로 요즘 약간 뚱뚱한 아이들이 지닌 문제를 모두 갖고 있는 고등학생이었다.

 게임을 좋아해서 토요일이면 밤을 새워 게임을 하곤 했고 밤마다 라면이며 치킨 같은 것을 많이 먹었다. 사실 그런 생활습관이 몸에 좋지 않다는 것은 알고 있었지만 심각하게 와 닿지는 않았기 때문에 고쳐지지 않고 계속되었다.
 하지만 여드름이 심해지자 그 스트레스는 상상을 초월했다. 뚱뚱한 몸 때문에 받는 스트레스는 아무것도 아니었다. 얼굴에 온통 달 분화구 같은 것들이 득실득실하고 뜨겁고 벌겋고 누런 고름이 흘러나오고…. 아, 이건 정말 사람의 얼굴이 아니야. 밤에 자다가 꿈을 꾸기도 했으니까 말이다.
 내가 괴로워하는 것을 보다 못한 엄마는 내 손을 잡아끌고 한의원에 갔다. 친구 딸이 여기서 피부병을 치료했는데 상당히 차도를 봤다고 하는 것을 들었단다.

난 짜증나서 처음에는 소리를 버럭버럭 지르면서 누구 쪽팔리게 할 일 있냐고 엄마한테 대들었다. 하지만 엄마는 같이 한의원에 안 가면 집에서 쫓아낼 거라고 협박까지 하면서 날 끌고 가셨다.

그러니 진료실에 들어서는 내 얼굴이 좋을 리가 있나. 울상을 짓고 진료실에 들어가자 선생님이 나를 보더니 좋은 인상을 왜 그렇게 찌푸리고 있냐면서 여러 가지 질문을 한 후에 각종 검사를 했다.

한의원은 진맥만 하는 줄 알았는데 여러 가지 검사 장비며 기계 장치들을 보고 속으로 은근히 놀라기도 했다.

어쨌든 내키지는 않았지만 난 치료를 받기 시작했다. 한약도 지어다 먹고 선생님이 시킨 대로 생활 관리도 하고 한방으로 된 화장품도 받아다가 집에서 바르면서 치료를 했다. 물론 처음에는 내 습관도 잘 안 고쳐졌고 약을 제때 꾸준히 먹지도 않았는데 워낙 극성인 엄마 덕에 치료에 점차 집중하고 조금씩 식습관도 고쳐나가면서 한 달을 보냈다.

그러던 어느 날 거울을 보면서 여전히 꼼꼼하게 얼굴을 확인하는데, 언제부터인지 여드름 발생이 눈에 띄게 줄어든 것을 느낄 수 있었다. 전에는 이쪽 여드름이 사라지면 저쪽에 금방 여드름이 새로 생겼는데, 점점 그런 증상이 줄어들고 있었다. 여드름 상처도 많이 아물고, 점차 얼굴이 진정되어 감을 스스로 느낄 수 있었다.

난 치료에 재미를 느끼게 되었고 아울러 귀찮기는 했지만 식습관 관리와 각종 생활 관리도 더욱 열심히 했다. 그리고 적당한 운동을 하면서 몸에 살도 많이 빠지고 소화도 잘 되는 느낌을 받았다. 그렇게 치료에 매진한 지 4개월 정도가 지나자 얼굴이 정말 딴 사람이 된 것처럼 깨끗해졌고, 살도 10kg 정도 빠져 몰라보게 날렵해져 있었다.

나중에 들은 얘기인데 엄마가 여드름 치료도 병행하면서 비만 치료도 부탁했다고 한다. 아무튼 난 그 뒤로도 비만관리 때문에 정기적으로 한의원을 방문했고, 여드름에서 해방되어 정말 즐겁고 날아갈 것 같은 생활을 하고 있다. 공부도 더욱 열심히 하고 있는 중이다.

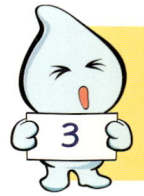
턱과 볼 주변에 누런 고름이 잡혀 있어!

이런! 여드름이 비염증성 단계에서 염증성 단계로 넘어갔구나. 심하게 악화되었군. 초기의 면포성 여드름을 방치하거나 잘못 관리하면 여드름 균이 증식해서 염증이 생겨 붉은색을 띠고 곪는 여드름이 돼. 얼굴도 화끈거리고, 벌겋고 상당히 아프지. 대부분 이 단계의 여드름이 되면 고민이 커지고 병원을 찾게 되지.

이때부터 여드름은 단순한 문제에서 병적인 단계로 넘어가는 거야. 이때는 여드름을 함부로 짜거나 손을 대면 염증이 더 심해질 수도 있고 나중에 심한 흉터를 남길 수도 있어. 그러니 집에서 함부로 다루지 말고 반드시 한의원에 찾아가 보는 게 좋아.

염증성 여드름의 종류는 구진(Papule), 농포(Pustule), 결절(Nodule)의 세 가지 형태로 나눌 수 있는데, 차근차근 설명할게.

◯ 구진(Papule) - 붉게 부어올라 곪기를 기다리는 여드름

빨갛게 부어오른 여드름이야. 아직까지 농은 잡히지 않고 아프기만 하지. 면포 단계에서 여드름 균이 번식하며 염증 반응이 시작되었어. 그래서 아프고 붉은 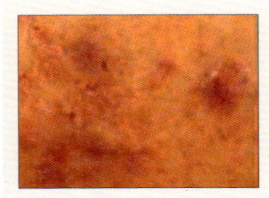 거지. 곪는 중이거든. 이때는 짜도 고름이 없기 때문에 피만 나오거나 더 붓기만 해. 잘못하면 더 심한 고름이 잡히는 여드름으로 발전할 수 있으니까 절대 짜면 안 돼. 알았지?

◯ 농포(Pustule) - 짜야 할 여드름

구진이 좀 더 심해져 고름이 잡힌 여드름을 농포라 하지. 농포는 구진과 비슷한 크기지만 피부 깊숙이 고름을 포함하고 있는 것이 구진과 다른 점이야. 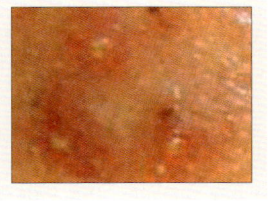 농포 속의 고름은 여드름 균, 피지, 피부 조직 및 백혈구 등의 시체라고 보면 맞아. 여드름을 일으키는 병인들과 우리 몸의 방어기전이 한바탕 전쟁을 치루고 남게 된 것들이야.

이 농포성 여드름은 빨리 짜내야 하지만 잘못 건드리면 고름이 피부 표면으로 빠져나오지 않고 안쪽으로 들어가 조직을 파괴해서 나중에 흉터나 흔적이 남게 돼. 그러니 반드시 피부 전문 한의원에서 짜야 한다는 것! 알겠지?

◎ 결절(Nodule) 및 낭포(Cyst) - 고름이 심하게 잡힌 여드름 덩어리

여드름이 아주 심해진 단계야. 일상생활에서 이 정도로 여드름이 심해진 사람은 보기 힘들지만 아주 드물게 그런 사람을 본 적이 있을 거야. 크기가 대단히 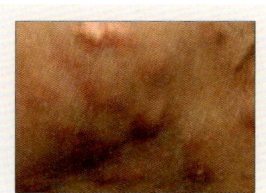 크고 염증이 아주 심해. 여드름 주변에 벌겋게 열이 나고 딱딱한 상태야. 무지 아프지, 종기처럼. 숫자가 많지 않으면 결절이라 하는데, 그러다가 더 심해져 피부 속에서 여드름 내부의 고름이 터지면서 주변에 더 많은 염증이 생기며 여드름이 한 무더기를 이루고 있는 단계까지 될 수도 있는데 이때를 낭포라 부른단다.

그야말로 검붉은 여드름으로 온 얼굴이 덮여 있는 상태지. 정말 괴롭고 아프겠지? 이땐 정말 여드름을 철저하게 관리해야 하고 흉터가 남지 않게 전문적인 치료를 해야만 해.

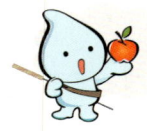 # 여드름 치료 수기 # 3

난 얼굴이 온통 여드름 흉터투성이다. 고등학생 때 엄청나게 심했던 여드름을 제대로 관리하지 못해 얼굴을 완전히 버렸다고 볼 수 있다. 지금도 여드름 흉터로 인해 내가 받았던 고통을 생각하면 왜 내가 그때 여드름을 제대로 치료하지 않고 함부로 만지고 짜고 대충 연고만 발랐는지 후회가 막심하다.

◯ 한의원에서 여드름 흉터를 치료한다는 정보는 한의대에 다니는 친구 덕에 알게 됐다. 그 친구의 소개로 한의원을 방문하게 되었다.
　침과 순수 한방 피부 관리를 통해 얼굴 피부를 깨끗하게 할 수 있고 여드름 흉터도 없앨 수 있다는 원장님의 말씀에 조금은 반신반의했지만 취직 시험도 봐야 하고 장가도 가야겠다는 생각에 열심히 치료를 해보겠다고 말씀드렸다.

　침 치료와 한방 피부 관리를 받고, 집에서도 원장님이 말씀하신 여러 방법으로 피부 관리를 한 뒤 한 달 정도가 지나자 얼굴의 짙고 얼룩덜룩한 색깔이 조금씩 옅어지는 것을 느낄 수 있었다.

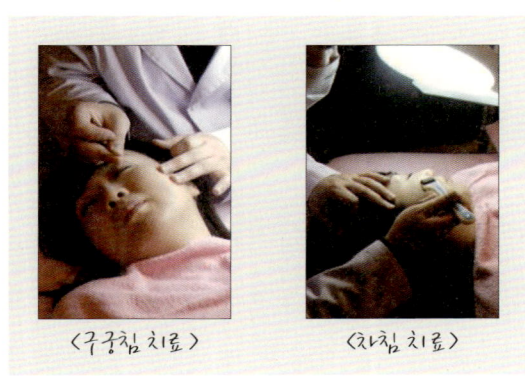

〈구궁침 치료〉　　　〈차침 치료〉

대학생 때와는 달리 내 몸과 건강에 대한 관심도 많아졌고 몸 관리에 대해서도 적극적이었기 때문에 난 원장님이 정해주신 각종 생활 수칙도 잘 지켰고 항상 규칙적인 생활을 했다. 무엇보다 흉터를 치료하겠다는 의지가 매우 강했기 때문에 치료 과정이 힘들지는 않았다. 차침과 구궁침 요법은 생각보다 효과가 매우 좋았다.

치료 초기에는 왠지 얼굴이 근질근질한 느낌도 받고, 없던 여드름도 조금 생기는 느낌이 들었는데 그게 내 몸이 침에 적극적으로 반응하여 몸속에 남아 있던 여드름까지 뽑아 올리는 '명현(暝眩) 현상'이라는 설명을 듣고는 안심했다.

    이렇게 3개월 정도 꾸준히 치료를 받자 내 얼굴은 몰라볼 정도로 깨끗해졌고 이젠 어디를 돌아다녀도 전혀 거리낌이 없다.

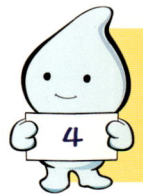

여드름 흉터에 대해 설명해 줄래?

한때 우리나라 국보급 투수였던 프로야구 감독 선동렬의 젊은 시절 별명이 무엇인지 알아? 바로 '멍게'였어. 고교와 대학 시절 사진을 한번 찾아봐. 얼굴이 울퉁불퉁 여드름투성이니까. 아주 심한 여드름 환자였지. 요즘도 인터뷰할 때 보면 아직도 흉터가 남아 있고 피부가 울퉁불퉁한 걸 볼 수 있을 거야.

이렇게 여드름의 문제는, 치료 후에도 얼굴에 그 흔적을 남겨 오랫동안 당사자를 괴롭힌다는 거야. 한 번 맺은 인연은 끝까지 가는 달갑지 않은 녀석이지.

여드름이 남기고 떠난 자식은 두 녀석이야. 없었으면 좋았을 어둠의 자식들이지. 한 녀석은 '여드름 자국'이고, 다른 하나는 '여드름 흉터'라고 하지. 애들은 여드름 피부에 심한 자극이 가해졌을 때 남는데, 심한 염증성 여드름을 잘 남기고 떠나니까 염증성 여드름 환자는 조심해야 해.

함부로 다루면 큰일 나니까.

> 염증성 여드름을 손으로 짠다든지 불결하게 관리하면 피부 속 깊숙이 번지게 되고 여드름 피부를 더욱 자극하여 흉터와 자국이라는 반갑지 않은 손님들이 찾아드는 거야.

애들은 자칫하면 평생 갈 수도 있으니, 참 난감하지. 그러니 여드름은 어떻게 해야 한다고? 정말 조심조심 잘 관리해야 한다는 거야. 지금부터는 여드름 자국과 흉터가 각각 어떻게 나타나는지 알려줄게.

○ 여드름 자국

1) 여드름 홍반

여드름이 지나간 자리에 피부색이 붉은색으로 남아 있는 것을 여드름 홍반이라고 해. 여드름 홍반은 여드름이 치료가 아직 덜 된 경우나 손으로 짠 경우, 잘못된 화장품이나 연고를 선택하여 여드름 부위에 일부 염증 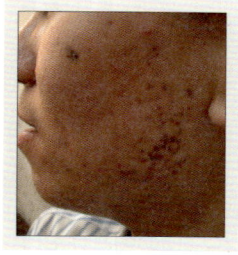 반응이 남아서 생기는 현상이야. 이러한 홍반은 한 번 생기면 짧게는 6개월, 길게는 1~2년 이상 가기도 하니까 손으로 여드름을 뜯지 않도록 주의해야 해.

2) 흑갈색 색소 침착

여드름이 없어진 자리가 검게 변색되어 한참 동안 남아 있는 거 봤지? 그게 바로 흑갈색 색소 침착이야. 손으로 짰을 때 흔히 나타나지. 특히 기미, 주근깨 등의 다른 색소 질환이 있는 사람에게 잘 생긴단다. 일반적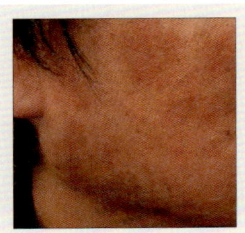
피부색과 비교해 보면 경계가 확실하고 어두운 흑갈색을 띄고 있어 보기가 안 좋지.

○ 여드름 흉터

사람의 피부는 상처가 났을 때 상처를 치유하여 원래의 모습으로 되돌려 놓으려는 자생력이 있는데, 이 회복 과정에 생긴 흔적이 바로 흉터야. 상처 부위의 섬유 조직이 재생될 때 원래보다 더 생기거나 덜 생기면 흉터가 남아.

1) 얼음송곳(Ice-pick) 모양

뾰족한 얼음 송곳으로 찌른 것 같이 생긴 모습의 흉터야. 이런 흉터는 진피층과 피하지방층이 좁고 길게 손상됐을 때 발생하게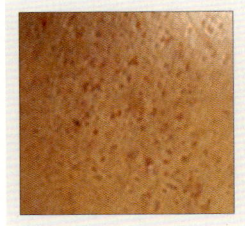

되는데, 주로 이마나 미간, 볼 양쪽에 잘 생겨.

2) 박스(Boxer) 모양

수두 흉터 모양과 비슷하게 직각으로 생긴 흉터로 주로 광대뼈 부위와 뺨에 발생하지. 경계가 분명하면서도 너비가 작은 편이 아니고 어느 정도 큰 편이야. 각이 있는 사각형 모양으로 여드름이 크게 발생한 상태에서 손상된 피부 조직을 계속 뜯어서 표피 손상이 많이 났을 때 이런 모양의 흉터가 남게 돼. 여드름, 손대면 안 되겠지?

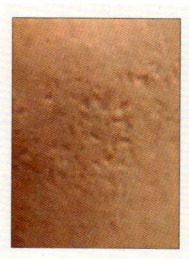

3) 둥근 접시(Rolling) 모양

완만하고 넓게 패인 흉터로 깊이가 깊지 않아 치료 효과가 제일 좋은 흉터야. 보통 4~5mm 이상의 너비로 둥글고 완만한 여드름 흉터인데, 볼의 가장자리나 턱 라인 쪽에 잘 나타나지. 크게 발생한 화농성 여드름이나 응괴성 여드름에서 발전했을 경우, 이런 흉터가 남게 돼.

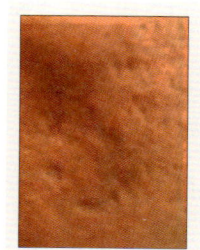

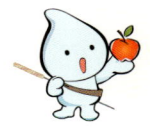 여드름 치료 수기 # 4

나는 직장 생활을 5년 정도 하다가 결혼 후 가사에 전념하고 있는 전업주부다.

학창 시절부터 여드름으로 고생했고 항상 얼굴에 여드름이 없었던 적이 없었다. 처음에는 신경도 많이 쓰고 스트레스도 많이 받아, 피부과 치료며 연고 사용이며 안 해 본 것 없이 매달려 보았으나 그때뿐이고 금방 재발했다. 그래서 대학교 3학년 이후에는 그러려니 하고 살아갔다. 신경을 쓰면 증상이 오히려 심해지는 것 같고, 나 말고도 여드름이 많이 나는 사람들이 많아 보여서 무덤덤하게 지냈다. 치료도 하지 않은 채 조심성 없이 살아온 것이다. 물론 여자로서 최소한의 조심은 했지만 치료라고 부를 만한 것을 하지는 않았다.

직장에 다닐 때는 화장을 더욱 진하게 해서 여드름을 커버했고 여드름이 좀 심해지면 쉬는 날 피부 관리를 하면서 여드름을 그때그때 진정시켰다.

결혼을 하고 난 뒤론 사회생활을 하지 않았고 육아에 전념하고 있어서 사실 얼굴에 크게 신경 쓰지 않았다.

그러던 어느 날이었다. 무덤덤한 성격의 남편이 우스갯소리 비슷하게 나에게 한마디 했는데, 그 말을 듣는 순간 그동안 내가 얼마나 안이하게 살았는지 등줄기가 오싹하는 느낌을 받았다. 남편은 아무 생각 없이 말했겠지만, 그 말 속에는 나에 대한 그의 선입견이 고스란히 담겨 있었다.

백화점에 쇼핑하러 갔을 때였다. 남편이 한 여자가 걸어오는 걸 유심히 바라보았다. 그 여자도 얼굴에 나처럼 여드름이 좀 있는 편이었다. 남편은 나에게 "여보, 저 여자, 당신처럼 여드름이 좀 있네. 당신이 보기엔 저 여자 어때? 보기 좋아? 아니면 아무렇지도 않아? 난 다른 사람 얼굴을 보면 당신이 어떻게 느끼는지 궁금했는데…. 당신은 지금까지 살아오면서 얼굴이 깨끗했던 적이 없어서 그런 걸 모르지?" 라고 말하는 게 아닌가.

순간 난 말할 수 없는 이상한 기분이 치밀어 오르는 것을 느꼈다. 열이 확 올라서 얼굴도 벌게졌다. 물론 얼른 화장실에 갔다 오겠다고 말하고 넘어갔지만, 믿었던 남편에 대한 분노와 배신감이 마구 치솟았다. 집에 돌아와 저녁을 먹는 둥 마는 둥 하고 피곤하다며 침대에 누워 생각에 잠겼다. 그동안 내가 너무 얼굴과 피부, 특히 여드름에 무신경했다는 생각에 이르렀고 남편한테조차 별 신경 안 쓰는 여자로 비쳤다는 것을 깨달았다.

난 즉시 병원에 가기로 마음먹었고 다음날부터 남편이 출근하면 한의원으로 달려가서 진료를 받고 원장님과 상담을 한 후에 치료에 매진했다.

원장님은 나를 진맥해 보고 여러 가지 질문을 하면서 각종 검사를 했다. 원장님은 내 피부는 원래 지성이라서 여드름이 잘 생기고, 체질상으로도 태음인이라 피부에 쉽게 문제가 온다고 했다. 난 남편에게 깨끗해진 피부를 자랑하겠다는 일념으로 원장님이 시키는 대로 생활 관리도 했고 처방 받은 한약도 꾸준히 복용했다.

치료 후 2주 정도 지나자 정말 몸이 가벼워지는 느낌이 들었다. 피부도 점차 깨끗해졌다. 난 재미를 느껴 더욱 치료에 전념했다. 내가 제일 자신이 없었던 피부가 몰라보게 좋아지자 삶에 대한 새로운 재미를 느꼈다. 집에만 있으려고 했던 내가 점점 적극적이고 자신감 있게 변해 가고 있었다.

약 3개월의 치료를 마친 후, 놀랄 정도의 효과를 얻었고 마침내 주변에 자랑까지 할 수 있게 되었다. 원장님은 마지막 날 축하해주시며 치료에 잘 따라줘서 고맙다고 말씀하셨는데, 진정 고맙다고 말씀드려야 할 사람은 바로 나였다.

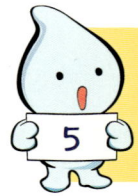
5 약물 중독에 의한 여드름도 있다던데?

물질문명이 고도로 발달한 현대 사회는 인간 생활을 편하게 하고 개선한 측면도 있지만, 그 부작용으로 인해 인간의 생활을 더 어렵고 복잡하게 만든 측면도 있지. 인간의 생활 환경이 급격하게 변했기 때문에, 환경의 변화와 연관이 깊은 여드름도 단순하게 바라볼 수만은 없게 되었어. 그래서 과거엔 없었던 여드름도 생기게 되었는데, 그게 뭔지 살펴보자.

○ 약물 중독

여드름을 유발하는 대표적인 약품은 부신피질 호르몬제인 '스테로이드'야. 이 약은 한때 만병통치약으로 여겨질 정도였어. 하지만 스테로이드는 무분별하게 사용하면 엄청난 대가를 치러야 하는 약이라고 보면 정확해.

한때, 효과가 빠르고 광범위하다는 이유로 온갖 질병에 이 약을 사용했지. 하지만 스테로이드를 오래 복용하여 중독되면 몸이 다 망가져. 온몸이 풍선처럼 붓기도 하고, 어마어마한 양의 여드름이 무더기로 나기도 해. 여성의 경우 골다공증을 유발하고 인체의 면역력을 급격히 약화시켜 각종 감염성 질환 부작용을 일으키는 무서운 약이야.

여드름 치료에도 스테로이드를 즐겨 사용해. 효과가 좋아서 금방 좋아지는 것 같지만, 피부를 얇게 해서 피부가 약한 사람은 실핏줄이 드러나고 피부색이 붉어지기도 해. 또한 없어지는 듯했던 여드름도 아주 흉한 여드름으로 금방 재발하는 경우가 많아. 피부의 면역력도 떨어뜨려서 다른 피부질환에도 쉽게 감염되니 절대 조심해서 사용해야 하는 약이라는 사실, 명심해.

그밖에 여드름을 유발하는 약물로는 프로게스테론을 함유한 피임약과 결핵 치료제가 있어. 이런 약물들을 사용할 때는 항상 주의를 기울여야만 하는 거야.

○ 화장품과 비누

유전적으로 여드름 유발 체질이거나 사춘기 때 여드름으로 고생한 여성들은 화장품으로 인한 여드름이 잘 생겨. 피부가 호흡할 수 없도록 두껍게 화장을 하거나 유분이 많은 화장품을 사용하면 피지와 잘 반응해서 모공을 쉽게 막아버리는 거야. 그리고 비누 등에 들어 있는 여러 첨가제

들도 여드름을 발생시킬 수 있으니 조심해야 해.

대개 여드름을 유발하는 화장품은 크림 종류인데 일부 자외선 차단제도 여드름을 유발하는 경우가 있어. 그러니 지성 피부인 사람은 비면포성 화장품(Non-Comedogenic)을 사용해야 하는 거 알지? 비면포성 화장품은 피부 친화성이 우수하며 피부 자극 요소를 최소화해서 부작용이 거의 없단다. 이렇게 자신에게 맞는 화장품과 비누를 고르는 것도 여드름 치료에 중요해.

○ 잘못된 생활 습관 및 스트레스

잘못된 생활 습관은 여드름뿐만 아니라 우리 몸 전반적으로 좋지 않은 영향을 끼치지. 불규칙한 식습관, 폭식, 편식, 기름기 많은 음식물 섭취, 인스턴트식품, 과도한 음주, 흡연, 밤낮 없는 생활습관 등으로 인해 우리 몸은 위장 장애를 비롯해 변비와 설사, 간 중독 등이 생길 수 있는 거야. 이게 우리 몸의 균형을 깨뜨려 피부에 안 좋은 영향을 끼쳐서 여드름을 유발할 수 있는 거지.

○ 유전적 요인

여드름이 유전병까지는 아니지만, 부모님이 여드름 때문에 고생한 경우는 좀 주의해야겠지? 사춘기가 되면 모든 사람에겐 안드로겐이라는 남성 호르몬이 분비되는데 그렇다고 모든 사람이 여드름 환자가 되는 건 아니잖아. 원래 여드름이 잘 안 나는 체질의 집안도 있고 여드름이 많이 생기는 집안도 있는 거야. 따라서 집안에 여드름 환자가 있었다면 유전적 요인도 많이 작용하니까 조심해야 된다는 거야. 사람의 체질에 따라 안드로겐에 대한 피지의 반응 정도가 각각 다르기 때문이지. 특히 지성 피부를 타고난 사람은 안드로겐에 민감하게 반응해서 여드름 환자가 되는 경우가 많단다.

○ 월경 및 임신

여성의 경우 월경 전이나 임신 시 증가되는 프로게스테론이라는 호르몬의 영향으로 피지의 분비가 증가돼 여드름이 날 수도 있어. 따라서 이 시기에는 피부를 더 깨끗이 하고 스트레스를 받지 않도록 노력해야 해.

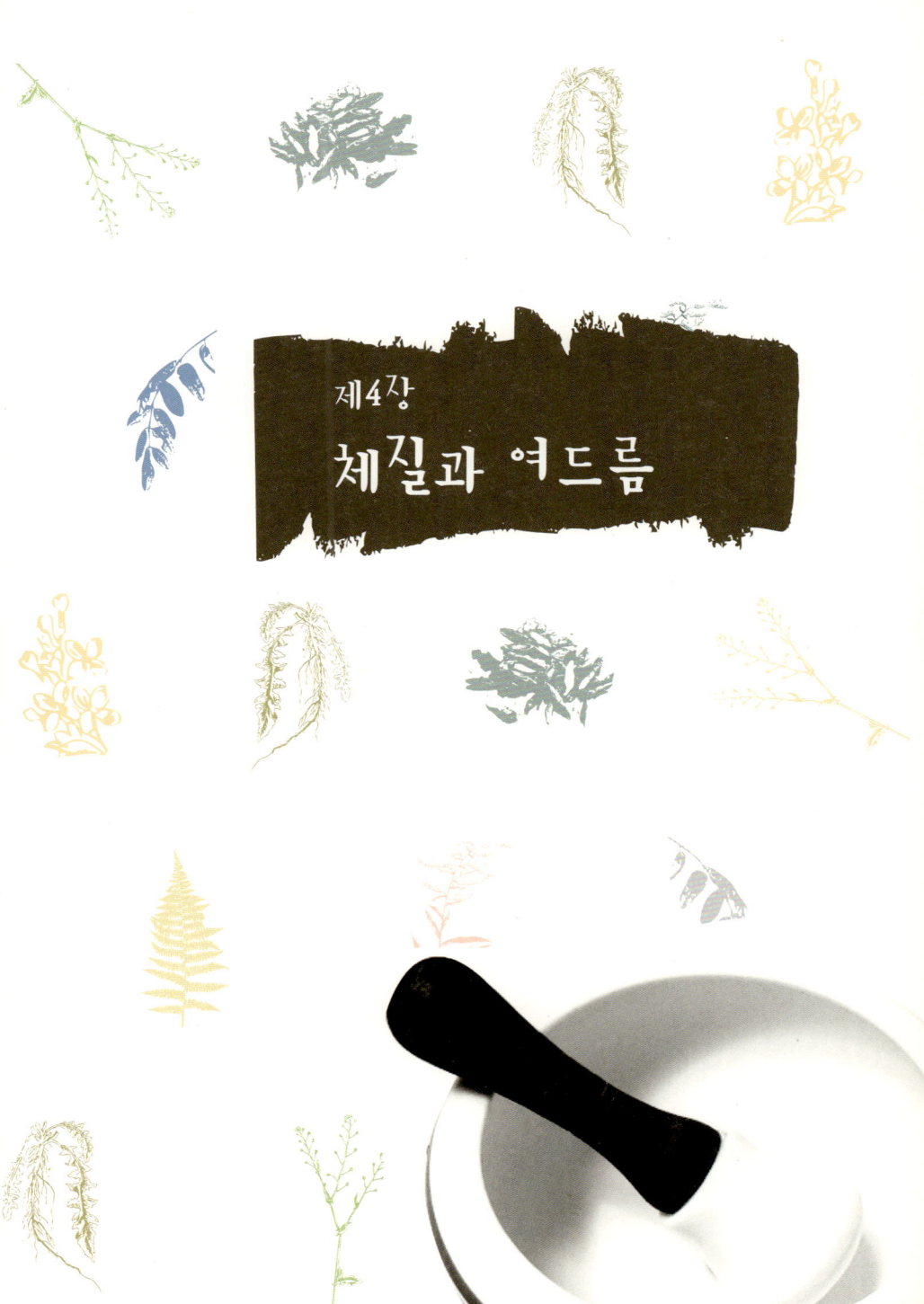

제4장 체질과 여드름

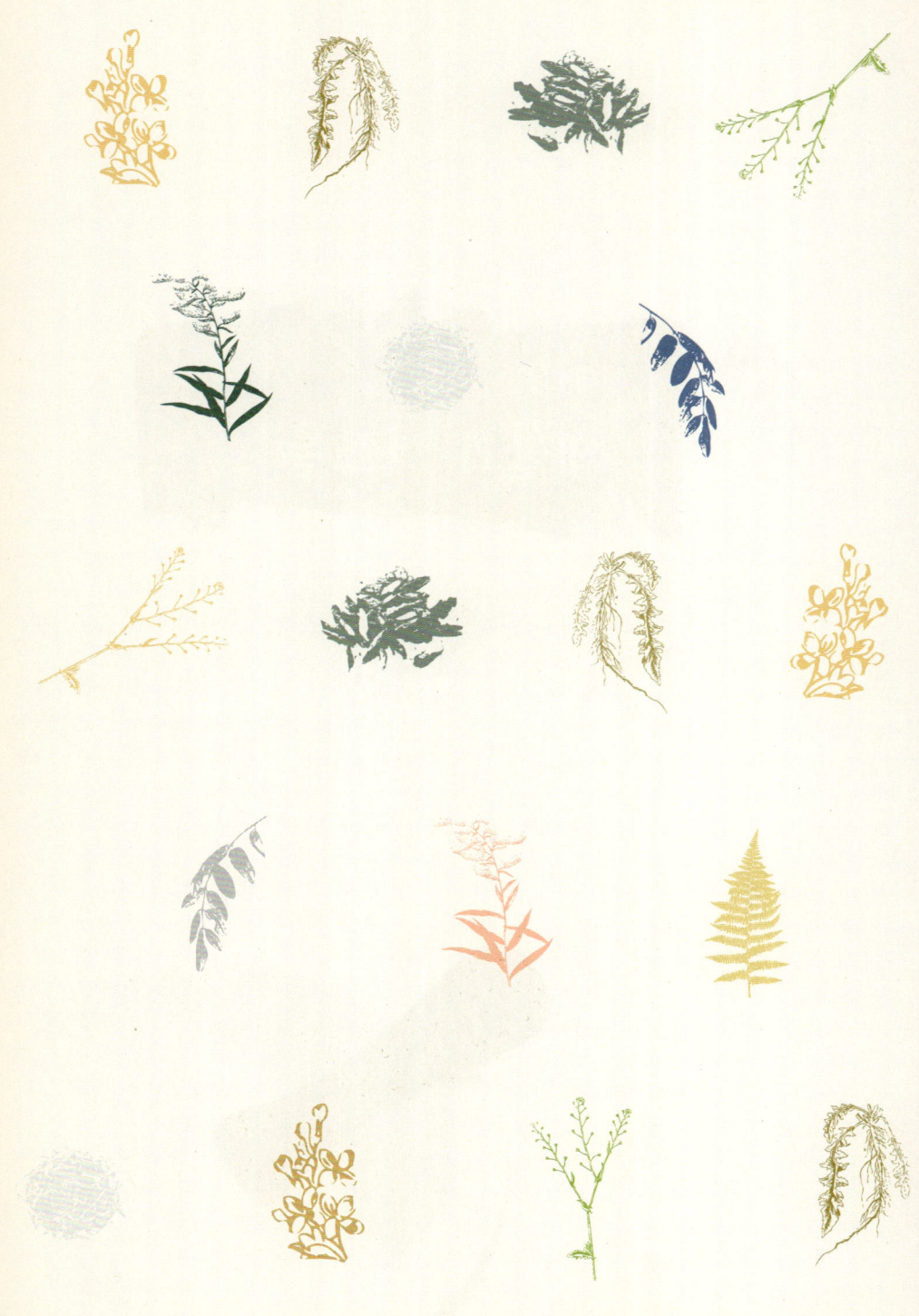

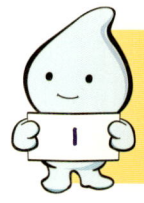
한의학에선 체질을 중요시 한다던데, 체질이 뭐야?

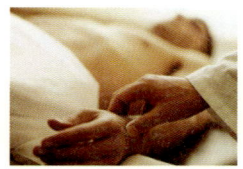

체질이란 사람을 구분하는 기준의 하나야. 비슷한 사람이라도 체질에 따라서 차이가 나고, 전혀 다른 사람도 같은 체질이기 때문에 공통적인 특징이 있지.

똑같이 감기에 걸려도 어떤 사람은 추워서 덜덜 떨고 소화도 안 되고 땀만 흘리는가 하면, 어떤 사람은 온몸이 다 아프고 기침, 가래가 심하고 땀은 전혀 안 흘리고, 또 어떤 사람들은 가슴이 답답하고 추웠다 더웠다 입만 마르기도 하는 등 증상의 차이가 있잖아.

감기라는 같은 병인데도 이런 증상의 차이를 보이는 이유는 개개인의 체질이 서로 다르기 때문이야. 어떤 사람은 위장이 안 좋아서, 어떤 사람은 폐가 안 좋아서, 또 어떤 사람은 신장이 안 좋아 감기에 걸리기 때문에 증상의 차이가 있는 거야.

이와 같이 우리 몸의 병에 걸리기 쉬운 장기들이 다르고 증상이 다르다는 것을 알게 되면서 체질이라는 것이 구분되어야 한다는 인식이 싹트기 시작한 거야.

따라서 우리 한의학에서는 같은 음식을 먹더라도 어떤 사람에는 약이 되는 경우도 있지만 어떤 사람에는 좋지 않은 영향을 끼치는 경우가 있다고 보고 있어. 따라서 같은 병을 가지고 약을 처방할 때도 그 사람의 체질에 따라 서로 다른 약재를 사용하고 다른 방법으로 치료를 하는 거야.

> 현재 우리가 많이 알고 있는 '사상 체질'이란, 조선 말기에 이제마 선생께서 사상이라는 체계에 기본을 두고 사람을 크게 태양인(太陽人), 태음인(太陰人), 소양인(少陽人), 소음인(少陰人)의 네 가지 체질로 구분한 이론이야.

이것은 기존의 체질 이론과 확연히 구분되는 이론으로서 근 100년 동안 수많은 임상실험을 통하여 정확성과 과학성을 입증한 체질의학의 결정판이라 할 수 있어. 사상 의학에 따르면 체질별로 잘 걸리는 병과 잘 걸리지 않는 병을 파악할 수 있고 병을 치료하는 방법뿐만 아니라 평상시의 건강관리 방법도 체계적으로 알 수 있단다.

이제마 선생은 원래 유학을 공부한 선비였는데, 자신의 병든 몸을 치료하기 위해 백방으로 애를 쓰다가 의학을 공부해 사상 의학설까지 주장한 대단한 분이라고 할 수 있지. 이제마 선생의 사상 체질 이론은 오늘날에도 가장 각광받는 체질 이론으로, 큰 뼈대는 변하지 않고 계속 이어지고 있어.

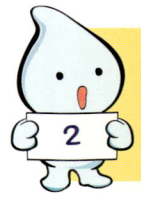

내 체질이 궁금한데, 체질을 구별하는 기준이 있니?

 체질 개선이란 체질 자체를 다른 체질로 바꾼다는 말이 아니고, '어떤 체질에서 부족한 부분은 보충하고 넘치는 부분은 뺌으로써 균형을 맞추어, 균형 잡힌 체질로 만들어 준다'는 거야.

 각 체질에는 기운이 부족한 장기가 있고 기운이 너무 넘치는 장기도 있단다. 부족한 것도 병이지만 넘치는 것 또한 병이 되는 거야. 모든 체질마다 장점이 있고 단점이 있는 법이야. 따라서 자신의 체질에 너무 얽매일 게 아니라, 좋은 점과 체질상 유념해야 할 점을 잘 알고 생활 속에 실천한다면 건강 유지에 많은 도움이 될 거야.

태양인(太陽人)

1) 외모

전체 사상인 중에서 가장 숫자가 적어 구별하기 어려운 체질이야. 대개 상체가 발달했고 허리 부위가 빈약해. 머리가 크고 둥근 편이며 근육은 비교적 적고 광대뼈가 나온 사람이 많아. 이마는 넓고 눈은 빛나지. 허리가 약하여 오래 앉거나 서 있지 못하고 오래 걷지도 못해. 기대거나 눕기를 좋아하지 .

2) 심성

용맹스럽고 적극적이며 남성다운 성격의 소유자. 사고력이 뛰어나고 누구와도 잘 사귀며 판단력이 뛰어나 진취적인 기상이 있다고 볼 수 있지. 하지만 영웅심과 자존심이 강해 일이 뜻대로 안될 경우 크게 분노를 일으켜 건강을 해칠 수도 있어. 머리가 좋고 창의력이 뛰어나서 남이 생각지 못하는 기발한 생각을 해내는 경우가 많지. 사상 의학을 창시한 이제마 선생이 바로 이 체질에 속하는 분이야.

3) 병증

태양인은 체력이 좋고 병이 잘 생기지 않지만 극심한 소화불량 환자가 많은 편이야. 피부가 건조해서 건성 피부로 인해서 트러블이 자주 올라오는 체질이라 가려움증과 여드름은 주의해야해. 폐 기능이 발달해서 잘해.

하지만 간 기능은 약해서 아토피성 피부질환이 여드름과 동반되기 쉬우며 술이 특히 해로우니 조심해야 해.

하루에 물 10잔 이상은 마시는 습관을 갖도록 하면 좋아.

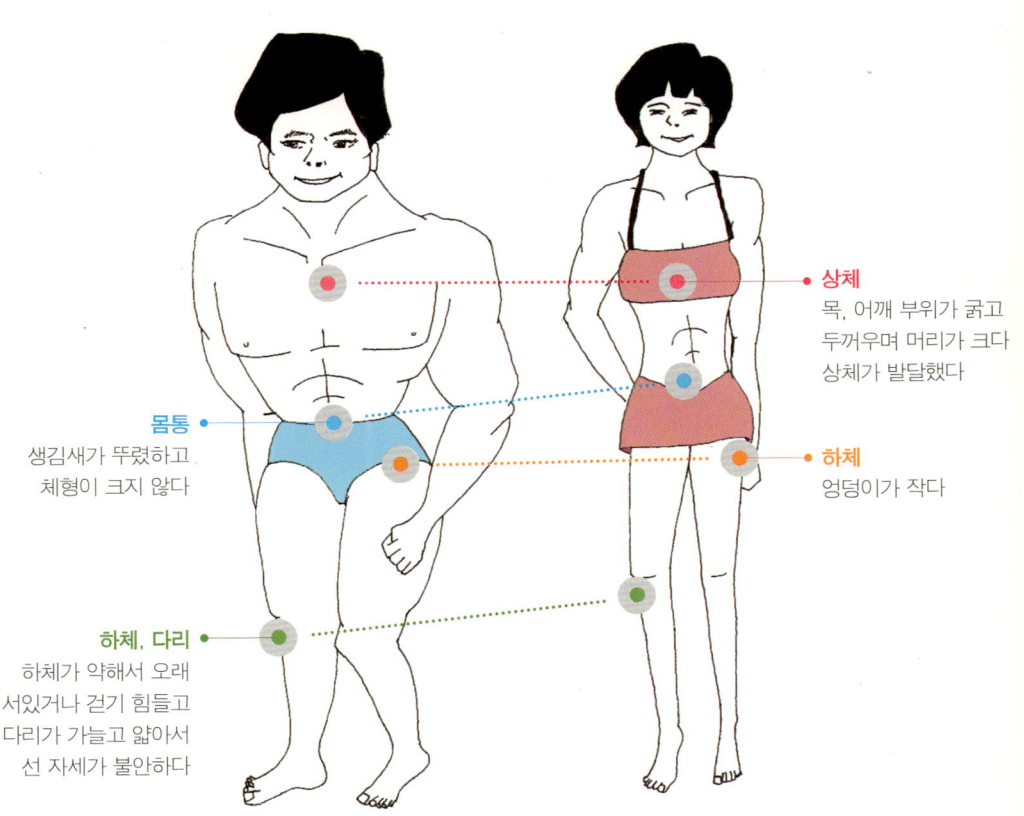

🟠 태음인(太陰人)

1) 외모

태음인은 외관상 골격이 굵고 비대한 사람이 많은 편이야. 손발이 크고 피부가 거칠어서 겨울엔 손발이 잘 트는 경향이 있어. 피부병에 잘 걸리며 피부가 습윤한 느낌을 주지. 몸을 조금만 움직여도 땀을 많이 흘리고 힘든 일을 할 때는 더욱 심하게 땀을 흘려. 이 체질은 어느 정도 땀을 흘려야 정상적인 건강이 유지되는데, 반대로 땀을 전혀 흘리지 않는다면 병이 있다고 보아야 해.

이목구비의 윤곽이 뚜렷하고 걸음걸이는 무게 있고 안정감 있어 보이지만, 걸을 때 상체를 다소 수그리는 경향이 있어. 허리가 굵고 배가 나와 거만해 보이기도 하지.

2) 심성

말이 적은 편이고 이해타산을 따지는 데 뛰어나. 한번 시작한 일은 소처럼 꾸준히 노력하여 성취하는 지구력이 있어 크게 성공하는 일이 많아. 자기의 주장은 남이 듣거나 말거나 끝까지 소신껏 피력하고, 말하는 게 조리가 없는 것 같지만 골자가 있고 유머감각이 뛰어난 경우도 많아. 겉으론 점잖은 것 같지만 속으론 음흉한 편이고 좀처럼 속마음을 알 수 없는 체질이야. 잘못된 것을 알면서도 미련스럽게 밀어붙이는 우둔한 면도 있어.

여자의 경우 체격이 크고 이목구비가 시원스러워 품위가 있어 보이고, 남자의 경우 다소 무서운 인상이어서 성난 듯이 보이기도 해.

3) 병증

　간의 기능이 좋고 폐, 심장, 대장, 피부의 기능은 약한 편이야. 폐 기능이 약해서 기관지 질환이 많이 나타나고 숨이 가쁜 경우가 많아. 위나 대장에도 문제가 잘 나타나는 체질이라 다른 체질에 비해서 알레르기가 잘 생기고 여드름도 잘 생기는 체질이야.

　혈액을 맑게 하는 갈근이나 율무 등의 약재로 차를 자주 복용 하면 도움이 되.

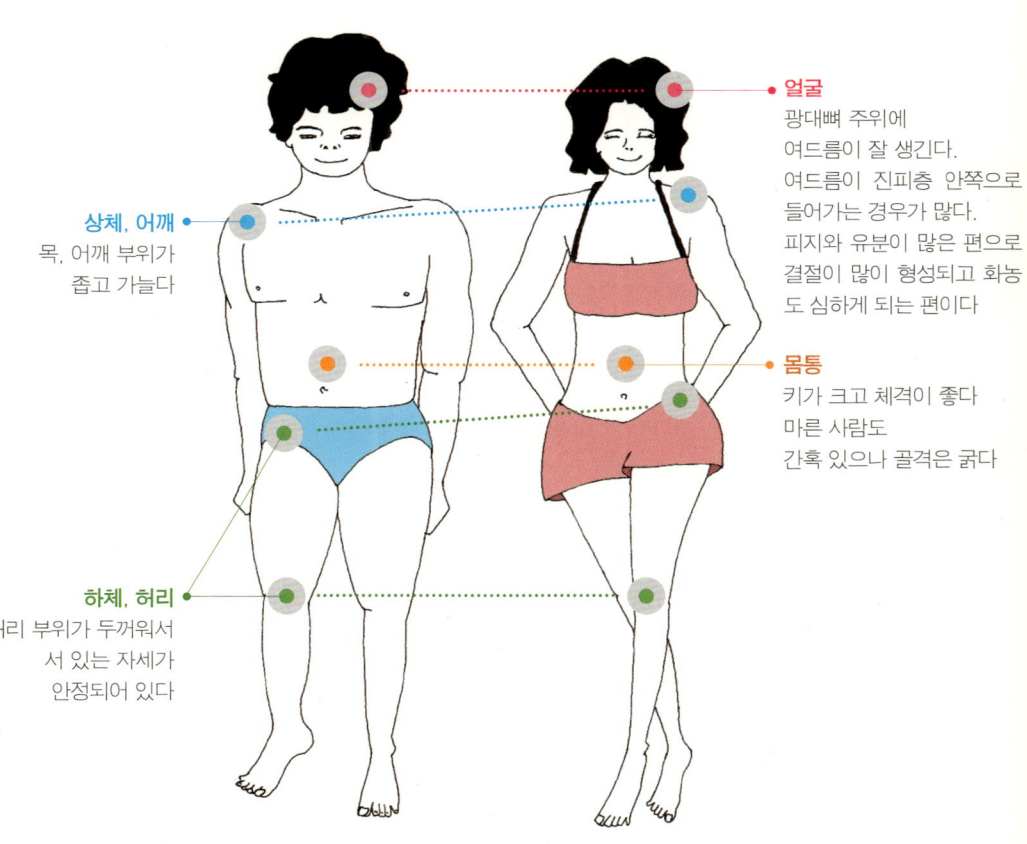

얼굴
광대뼈 주위에
여드름이 잘 생긴다.
여드름이 진피층 안쪽으로
들어가는 경우가 많다.
피지와 유분이 많은 편으로
결절이 많이 형성되고 화농
도 심하게 되는 편이다

상체, 어깨
목, 어깨 부위가
좁고 가늘다

몸통
키가 크고 체격이 좋다
마른 사람도
간혹 있으나 골격은 굵다

하체, 허리
허리 부위가 두꺼워서
서 있는 자세가
안정되어 있다

제4강　체질과 여드름　97

○ 소양인(少陽人)

1) 외모

소양인은 수가 많고 비교적 구분하기가 쉬운 편이야. 외형적으로 가슴이 발달되고 둔부가 빈약한 편이어서 앉은 모습이 외로워 보이지. 상체는 잘 발달되었지만 하체가 약해 걸음이 빠르고 경망스러워 보이기도 해. 머리는 작고 둥근 편이며 앞뒤가 나온 사람도 있어. 눈매는 날카로워 보이고, 입술은 얇고 턱은 뾰족한 편이야. 살결은 희고 윤기가 적어. 땀은 그다지 흘리지 않지.

목소리는 낭랑한데 말을 함부로 하는 경향이 있어서 흥분하면 말에 조리가 없어져. 무슨 일이나 빨리 시작하고 끝내서 일하는 솜씨가 거칠고 실수가 많은 편이지. 일에 싫증을 느껴서 일 처리가 용두사미 격인 경우도 있어.

2) 심성

항상 밖으로 나가기를 좋아해서 자신의 일이나 가정을 소홀히 여기는 편이야. 하지만 남의 일에 희생을 잘 하고 보람을 느끼는 모습 때문에 의리 있는 사람으로 보이기도 해. 판단력은 빠르지만 계획성이 조금 부족해. 시작은 잘하나 포기도 쉽게 잘하는 사람이지.

불의를 보면 참지 못하지만 상대가 뉘우치면 쉽게 용서하고 동정심을 가지지. 솔직담백하며 꾸밈이 없고 아첨을 매우 싫어해. 열이 많은 관계로, 항상 냉수를 즐겨 마시고 빙과류를 많이 먹어도 여간해서 배탈이 나지 않는 체질이야.

3) 병증

소양인은 비뇨 생식 기능이 약해서 성 기능이 약한 편이야. 비위의 기능은 좋은 편이지. 소양인 여성은 신장이 작아서 생식 기능이 약하므로 생리통이나 생리불순이 오기 쉬워. 골이 약해서 골다공증이 오기 쉽고 요통도 많은 편이야. 또 열이 많아 더위를 많이 타고 다른 체질에 비해 땀과 피지 분비가 많은 편이야. 모공에는 노폐물과 피지가 잘 축적되어 잡균이 번식하기 쉬워서 여드름이나 뾰루지 같은 트러블이 자주 생긴다고 해. 이를 예방하려면 딥클렌징으로 모공을 깨끗이 청소해 주는 습관을 갖는 것이 좋아.

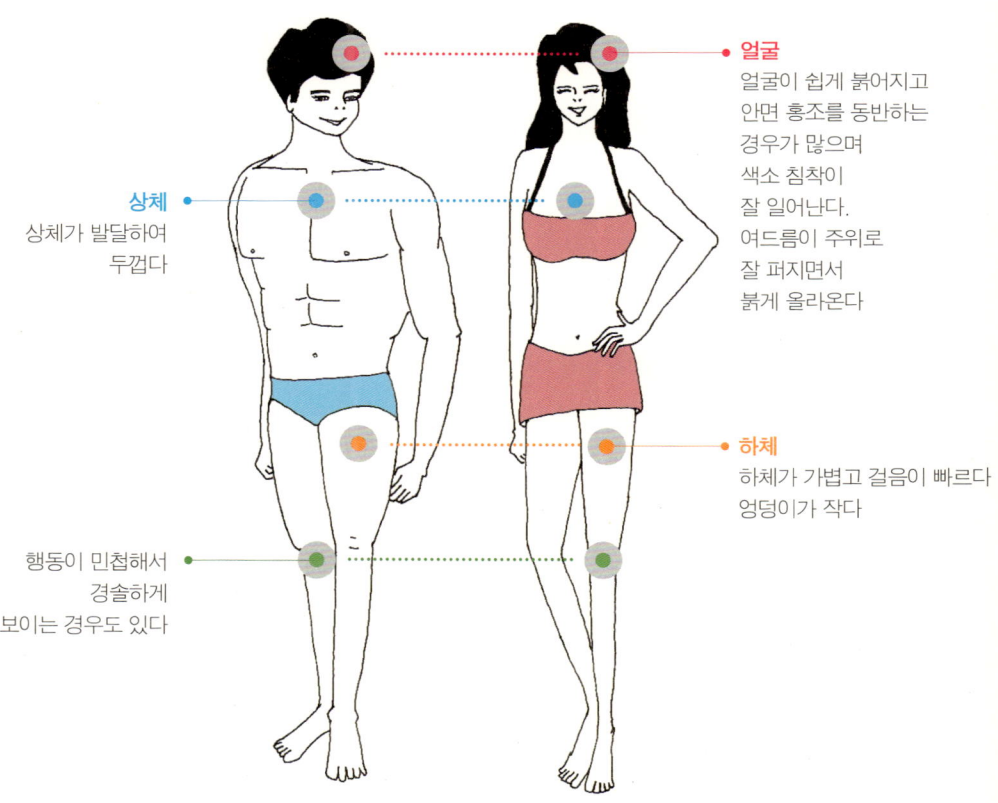

얼굴
얼굴이 쉽게 붉어지고 안면 홍조를 동반하는 경우가 많으며 색소 침착이 잘 일어난다. 여드름이 주위로 잘 퍼지면서 붉게 올라온다

상체
상체가 발달하여 두껍다

하체
하체가 가볍고 걸음이 빠르다 엉덩이가 작다

행동이 민첩해서 경솔하게 보이는 경우도 있다

소음인(少陰人)

1) 외모

외형상으로 상하의 균형이 잘 잡혀 있고 보편적으로 체구는 작은 편이야. 전체적으로 체격이 마르고 약한 편이지. 엉덩이가 크고 머리는 작고 어깨는 좁아.

용모가 오밀조밀하게 잘 짜여 있어서 여자라면 예쁘고 애교가 많은 편이야. 이마는 약간 나오고 이목구비가 크지 않고 다소곳한 인상이야. 피부가 부드럽고 땀이 적으며 걸음걸이가 얌전한 편이야. 말할 때 눈웃음을 짓는 경우가 많아.

2) 심성

내성적이며 소극적이고 사교적인 데가 있어서 겉으론 부드럽고 겸손한 것 같지만, 마음속으로는 강하고 치밀한 면이 있어. 매사를 자기 본위로 생각하는 경향이 있고 실리를 얻기 위해서는 수단과 방법을 가리지 않은 면도 있지. 머리가 총명하여 판단력이 빠르고 사무적이어서 윗사람에게 잘 보이지. 자기가 하는 일에 남이 손대는 것을 싫어하고, 질투심도 강하단다.

3) 병증

신장의 기능이 좋고 비위(췌장과 위장)의 기능이 약한 편이야. 식욕이 많지 않은 편이고 먹어도 불편함을 느낄 때가 많아. 혈액순환이 잘 안되는 특징으로 피부가 대부분 하얗지. 또한 비위기능이 약해서

육류 섭취가 적은 편이야. 그래서 단백질 부족으로 피부가 거칠고 건조하여 피부 건조증이 많아

이 체질은 신장기능이 강하여 사춘기가 빠르고 생식기능이 강한 편이지. 하체가 튼튼하니 달리기에 재능이 있고 지구력도 뛰어나 장거리 달리기를 잘 한단다. 허리는 강하지만 복부는 약한 편. 찬 음식을 피하고, 따뜻한 음식을 먹어야 해. 소화만 잘 되면 대체로 건강해

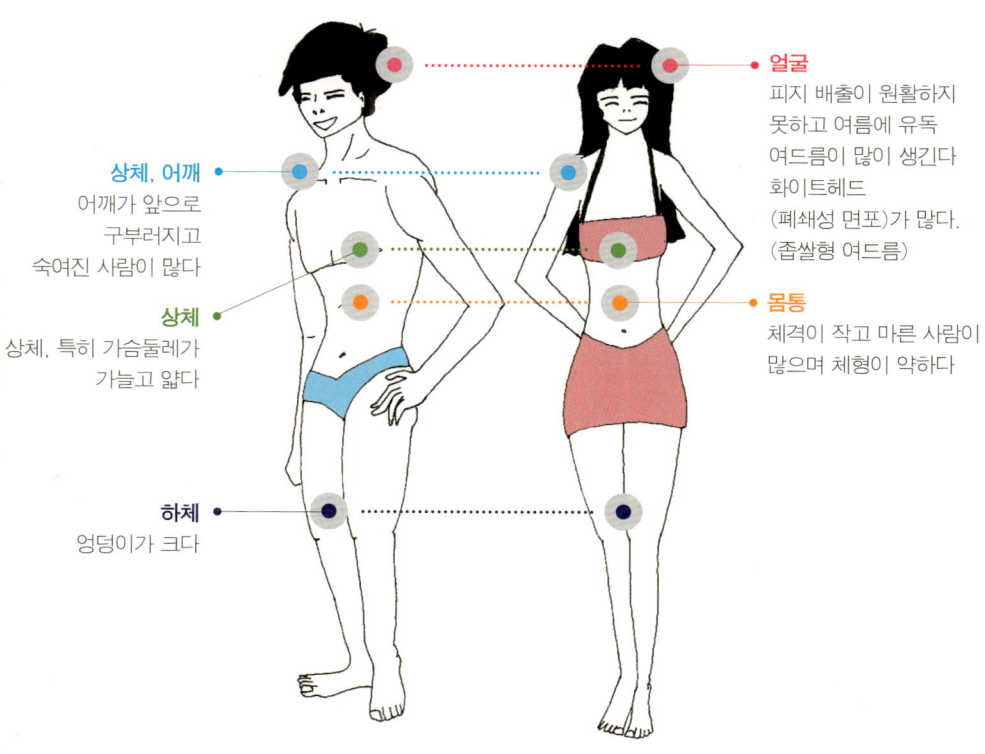

● 얼굴
피지 배출이 원활하지 못하고 여름에 유독 여드름이 많이 생긴다 화이트헤드 (폐쇄성 면포)가 많다. (좁쌀형 여드름)

● 상체, 어깨
어깨가 앞으로 구부러지고 숙여진 사람이 많다

● 상체
상체, 특히 가슴둘레가 가늘고 얇다

● 몸통
체격이 작고 마른 사람이 많으며 체형이 약하다

● 하체
엉덩이가 크다

여드름을 치료하는데 도움이 되는 체질에 따른 음식

구분	여드름에 도움이 되는 음식	여드름에 안좋은 음식
태양인	붕어, 새우, 오이 감, 포도, 모과, 앵두, 배추, 시금치, 냉면, 메밀, 쌀, 조개류	무, 고추, 마늘, 매실, 은행, 콩, 호두, 커피, 수수, 밤, 밀가루, 버터, 설탕, 쇠고기, 돼지고기
태음인	도라지, 더덕, 마, 무, 미역, 밤, 호두, 고구마, 땅콩, 잣, 은행, 연근, 옥수수, 율무, 갈근(혈액을 맑게)차	배추, 미나리, 포도, 돼지고기, 검은콩, 감, 녹두, 곶감, 굴, 우렁이, 게, 조개류
소양인	가물치, 게, 가자미, 자라, 잉어, 전복, 조개류, 딸기, 바나나, 참외, 호박, 오리고기, 오징어, 오이, 우엉	인삼, 녹용, 사과, 개고기, 닭고기, 벌꿀, 찹쌀, 차조, 오렌지, 겨자
소음인	개고기, 닭고기, 복숭아, 사과, 토마토, 파, 고추, 마늘, 생강, 대추, 감자, 엿	딸기, 바나나, 참외, 오이, 돼지고기, 맥주, 메밀, 밀가루, 오징어

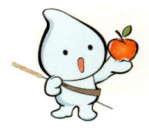 

여드름 환자에 대한 조그만 배려를 부탁하는 어느 환자의 편지

앞으로 여드름 많이 난 사람을 보면 함부로 말하지 말아 달라는 부탁을 드립니다.

"어머? 이마에 나는 여드름은 누군가가 사랑한다는 뜻인데, 넌 이마에 수십 개네. 수십 명이 널 사랑하나 봐. 하하하. 농담이야."

재미있나요? 술자리에 쓰는 농담으로 그럴싸할지도 모르지만, 당사자는 그 말 한 마디에 충격과 분노를 느낍니다. 혹시나 이 글을 읽고 있는 여드름 환자도 위의 글을 보고 다시 화가 치밀어 얼굴이 벌겋게 변할지도 모릅니다.

가뜩이나 마음이 좋지 않은데 다른 사람들까지 이런 식으로 한 마디씩 하면, 환자는 더 위축되고, 타인에 대해 좋지 않은 생각을 하게 됩니다.

상대방이 남자라고 해도, 해서는 안 될 말이 있습니다. 내가 던진 돌에 개구리가 맞아 죽을 수도 있다는 생각으로 말조심을 해 주시기 바랍니다.

예를 들면 "야! 사내새끼가 뭐 여드름 가지고 그 난리냐? 대범하게 생각하고 그 시간에 다른 것 좀 신경 써라. 공부나 열심히 해."

대범하게 받아들이라고 충고하는 것 같지만, 정작 환자 본인이 느끼는

감정은 분노와 창피함입니다.

'네가 한번 당해 봐라. 나한테 그런 말을 할 수 있는지. 나쁜 놈. 저 놈은 친구도 아냐.'

아마 속으로 이런 생각을 할지도 모릅니다.

사춘기 시절, 아직 심리적으로 성숙하지 못한 학생들에게 이런 말 한 마디는 치명적인 상처를 줄 수 도 있습니다. 부모님들도 특히 조심하시기 바랍니다. 남학생이 여학생보다 여드름이 심한 경우가 월등하게 많기 때문에 남학생에게 특히 말조심을 해야 할 것입니다.

여자에게도 마찬가지입니다. 여자에게는 여드름 얘기 자체를 하지 않는 게 좋습니다. 그런 말을 듣는 자체가 스트레스입니다. 좋은 치료법이 있다면 소개해 주는 정도면 좋겠는데, 이것도 함부로 검증되지 않은 것을 말해 주면 안 됩니다.

비전문적인 민간요법도 이것저것 해봐서 나중에 증상이 악화되는 사태가 올 수도 있기 때문입니다. 검증되지 않은 민간요법과 자신과 맞지 않는 치료법, 약물 남용으로 여드름이 더욱 심해지는 어린 학생들이 많은데, 그것은 대부분 다른 사람으로부터 들은 정보를 믿거나, 자존심에 상처를 받아 더 공격적인 방법을 찾다가 그리 된 것입니다. 부탁드립니다. 🍎

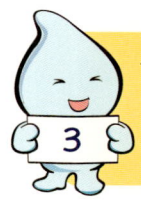
체질마다 여드름도 심하거나 덜한 경우가 있니?

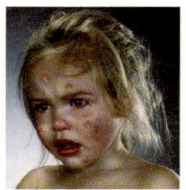

여드름이 안 나는 체질은 없어. 하지만 체질적 특징으로 인해 몸에 열이 나고 피지가 많이 분비되어도 잘 배출하는 체질과 그렇지 못한 체질이 있어. 여드름이 심한 사람과 그렇지 않은 사람이 있는 거야. 그래서 유전적으로 여드름이 있거나 지성 피부의 소유자는 더욱 조심해야 하는 거야.

○ 태양인(太陽人)

태양인은 건성 피부인 경우가 많고 다른 체질에 비해 주름이 적은 편이야. 그러나 피부에 열이 많아 안색이 쉽게 붉어지거나 특이 체질인 경우가 좀 있어. 따라서 가려움증이나 여드름이 갑자기 발생하는 경우가 많은 체질이지.

그 수가 적은 체질이라 여드름 환자가 적은 듯이 보이지만 실은 그렇지도 않아. 태양인은 대장의 기능이 떨어져 변비와 설사가 많아. 그 경우 대장 경락이 모인 볼과 턱에 여드름이 잘 나타난단다. 하지만 이건 특별한 경우고 피부에 열이 많다는 것은 피부를 관장하는 폐에 열이 많다는 뜻이기 때문에 폐열로 인한 여드름이 많은 체질이라 말할 수 있어.

○ 태음인(太陰人)

비만인의 80% 정도를 차지한다고 알려진 태음인은 모공이 크게 발달해 있어 자연히 피지 배출이 많은 체질이야. 아울러 몸에 이상이 있으면 바로 얼굴이나 피부에 나타나지.

따라서 여드름 환자 중 많은 비중을 차지하고 있는 체질이야. 태음인의 경우 과도한 식습관 때문에 위장장애와 혈액 속의 독성 물질로 인해 기의 순환이 잘 안 되므로 간열로 인한 여드름이 많아 양 볼에 여드름이 많이 발생해. 흔히 뚱뚱한 사람을 보면 볼에 붉은 여드름이 난 것을 자주 볼 수 있잖아.

○ 소양인(少陽人)

선천적으로 성격이 급하고 예민하여 몸에 열이 많은 체질이야. 따라서 얼굴에 열독이 올라오면서 이마나 얼굴 전체에 작고 붉은 여드름이 많이 나타나는 체질이지.

스트레스를 많이 받기 때문에 위장과 장 기능이 좋지 않은 경우가 많고, 여성의 경우 자궁이 허한 경우가 많아. 열로 인해 몸 속의 수분이 부족하며, 따라서 변비로 인한 장독과 폐비열독으로 인한 여드름이 대부분이야.

○ 소음인(少陰人)

소음인은 병약하고 허약한 경우 여드름이 쉽게 발생하는 체질이야. 체질적으로 소화기 계통이 약하고 추위를 많이 느끼지만 특히 피부로 발산을 잘 못하는 체질이야. 따라서 스트레스나 생리불순 등으로 순환장애가 일어나면 피지 생성은 증가하는 데 반하여 모공을 통해 피지 배출이 원활하지 못해서 여드름이 많이 생기는 경향이 있지.

TIP 우리가 잘못 알기 쉬운 여드름 상식 몇 가지

여드름 약을 바르면 모공이 넓어진다?

물론 어떤 약을 사용하느냐에 따라 다르겠지만, 제대로 된 약이라면 그런 걱정을 하지 않아도 돼. 단, 여드름 약의 주성분이라고 할 수 있는 각질 용해제가 각질을 제거하여 일시적으로 모공이 더 커 보일 수는 있어.

건성 피부는 여드름과 상관없다?

물론 여드름의 주요 원인은 피지의 과다분비 때문이고 따라서 건성 피부라면 여드름과는 사실 거리가 멀지. 하지만 피지 분비량이 적당하더라도 모공이 막혀 있다거나, 여드름 균으로 인해 각질이 두꺼워지거나 혹은 잘못된 화장 습관으로 모공을 막아버린다면 여드름이 생길 수 있다는 사실!

여드름 피부 = 민감성 피부?

얼굴에 뭐가 많이 난다고 해서 민감하다고 생각하면 오산이야. 피부가 민감하다는 건 피부 표피, 진피가 얇아서 외부자극에 예민하고, 화장품 등에 대해서도 따끔거리고 붉어지는 반응이 나타난다는 뜻이라구. 여드름이 많이 난다고 민감한 피부라고 생각해서 관리를 잘못하면 오히려 악화되는 수도 있으니 기억해 둬~

고기, 해초류, 커피, 초콜릿은 여드름의 원인?

물론 일리 있는 말이기는 해. 그렇지만 사람이 음식으로 흡수하는 요인이 직접적으로 여드름의 원인이 되기는 쉽지가 않고, 그러려면 흡수하는 양도 어마어마해야 해. 그러니 지나치게 음식에 민감해질 필요는 없어.

여드름을 잘못 다루면 점이 된다?

'여드름을 잘못 짜면 점이 된다' 혹은 '여드름을 짜지 않고 놔두면 점이 된다'는 등 여러 가지 말이 많기도 하지. 하지만 실제로 여드름은 점과 아무런 관계가 없단다. 여드름의 끝에 멜라닌이라는 색소가 침착되어 검은 점으로 보일 뿐이야. 이것을 짜보면 여드름 씨의 끝이 까맣게 돼서 나오는 것을 볼 수 있어. 점이 아니라 여드름 씨의 끝이 까매진

것뿐이지. 여드름으로 인한 색소 침착도 시간이 지나면서 없어지기 때문에 점으로 변할까 봐 걱정할 필요는 없어.

😊 여드름 피부에는 알코올 성분이 없는 순한 화장품이 좋다?

잘못된 생각이야. 피부 타입별로 다르지만 일반적으로 과잉 피지로 인한 여드름의 경우, 알코올이 약간 함유된 아스트린젠트 같은 제품이 과잉 생성된 피지를 빨리 제거하고 염증으로 발전하는 것도 예방할 수 있어.

😊 결혼하면 여드름이 없어진다?

흔히 결혼을 하면 예뻐진다고도 하고, 실제로도 결혼 이후 피부가 깨끗해진 경우를 많이 볼 수 있지? 그렇지만 결혼생활로 인한 호르몬 작용은 여드름과 아무 상관이 없단다. 결혼생활 때문이라기보다는 그 밖의 요인들로 인해 나아진다고 보는 게 맞겠지.

😊 여드름을 앓고 나면 땀구멍이 늘어난다?

피부가 귤껍질처럼 울퉁불퉁하거나 늘어졌을 때 흔히 "땀구멍이 늘어나서 고민이야."라는 말을 해. 하지만 이처럼 우스운 말도 없어.

피부에는 두 종류의 구멍, 즉 흔히 '모공'이라고 부르는 털구멍과 '한공'이라고 부르는 땀구멍이 있어. 모공은 육안으로도 보일 만큼 제법 크지만, 땀구멍은 현미경으로 100배 이상 확대해야 볼 수 있어. 따라서 우리 눈에 보이는 늘어난 구멍은 땀구멍이 아니라 털구멍이라고 해야 옳겠지.

여드름은 얼굴에만 생긴다?

여드름은 피지선이 있는 곳이면 어디든지 생길 수 있어. 물론 피지선이 얼굴 피부에 가장 많이 분포함으로 여드름이 얼굴에 잘 생기는 것은 사실이야. 얼굴보다는 적지만 등, 가슴, 팔의 윗부분에도 피지선이 많이 분포하기 때문에 이 부위에도 여드름이 생길 수 있어.

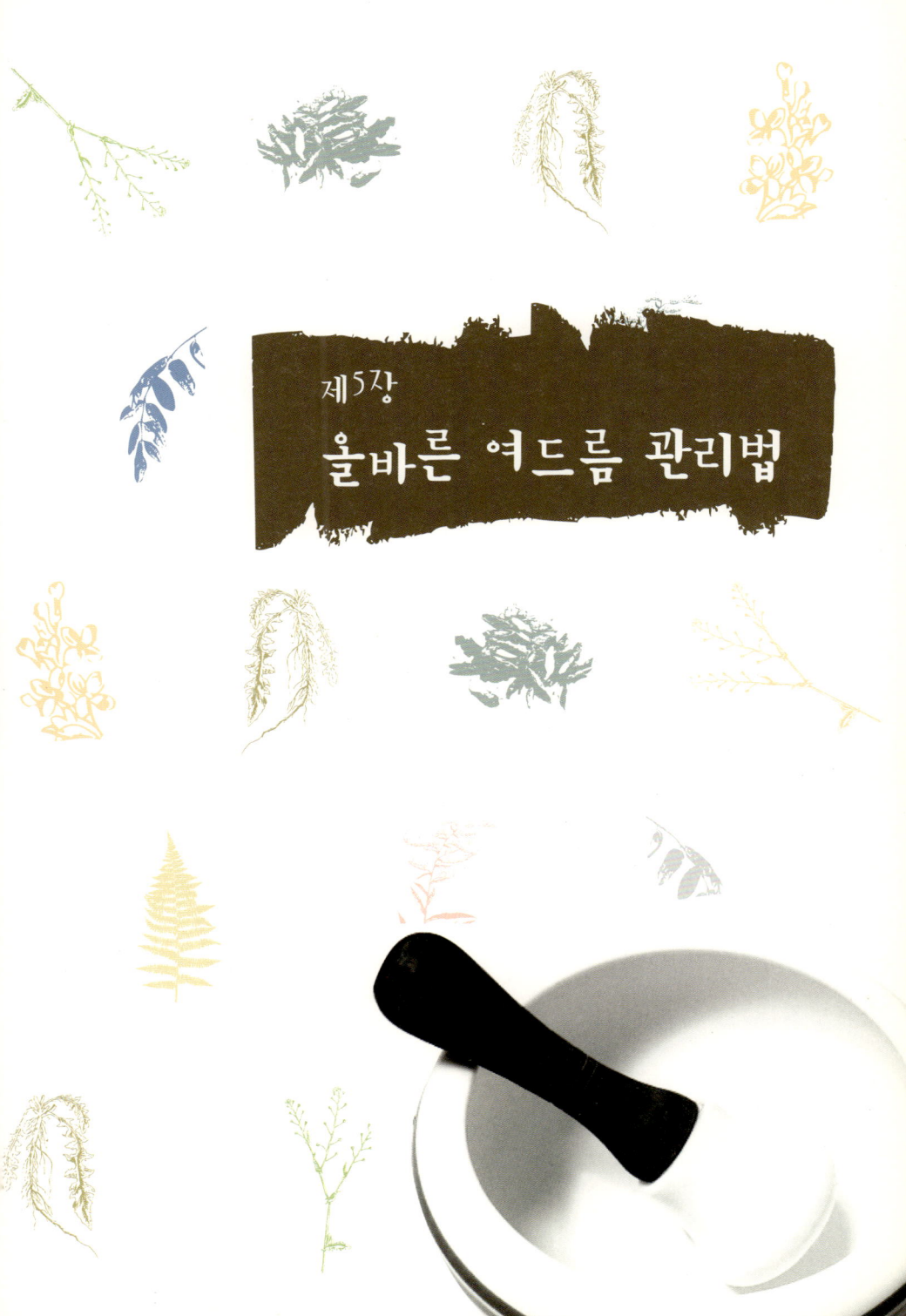

제5장
올바른 여드름 관리법

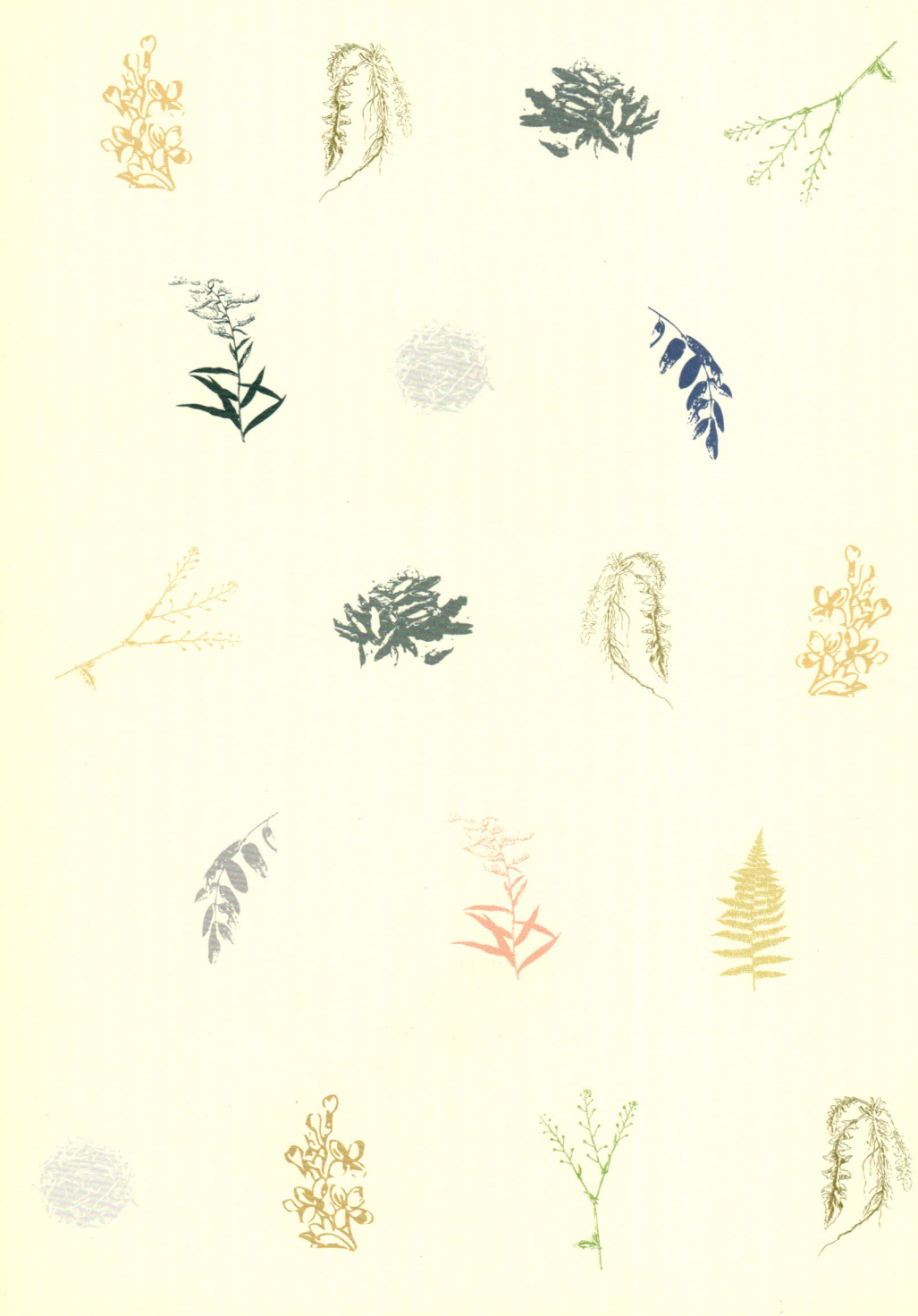

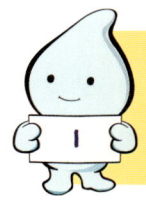
여드름을 다스리는 올바른 세안법 좀 가르쳐 줄래?

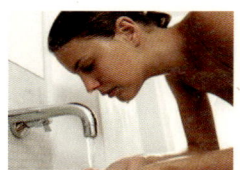

내가 아는 남학생 환자가 있었는데 말이야. 하루는 누워 있다가 아주 기발한 생각을 했대. 각질로 인해 모공이 막히면 여드름이 나니까 각질을 제거해 피지를 배출하면 될 것이라는 생각을 한 거지. 즉시 사우나에 가서 몇 시간 동안 뜨거운 곳에 있다가 이태리타월에 비누를 듬뿍 발라 얼굴을 한참 동안 문질렀다는군.

그 뒤 이 학생은 어떻게 되었겠어? 얼굴이 벌겋게 되어 화끈거리고 따가워 혼났지. 딱지가 앉아 며칠 동안 허연 각질이 일어나 외출도 못할 지경이었대. 그렇다고 여드름이 없어지지도 않았어. 마음은 알겠지만 정말 무모한 도전이었어. 앞으로는 내가 알려주는 방식으로 얼굴을 씻어 봐.

여드름 환자에게 세안법은 제일 중요해. 세안은 아침보다는 밤에 말끔하고 깨끗하게 하는 게 효과적이고, 아침에는 간단하게 물로만 해도 괜찮아.

세안 시 뽀드득거리는 느낌을 선호해서 강한 세안을 하는 경우도 있는데, 이는 과거 크림 타입이나 스틱 타입의 파운데이션을 사용했을 때나 필요한 거고, 현재는 수용성 파운데이션을 주로 사용하니까 그럴 필요 없어. 폼 클렌징 하나만으로 충분한 세안이 되기 때문이야.

한 가지 덧붙이자면, 여드름의 원인은 박테리아나 피지라고 주로 알려져 있어. 여드름 환자들은 힘을 줘서 얼굴을 닦는 습관이 있는데 이는 여드름만 자극시킬 뿐, 도움이 되지 않아. 강하고 반복적인 클렌징 습관은 여드름을 더욱 악화시키니, 오히려 미끈거리는 느낌이 남아 있을 때가 피부 보호를 위해 더 좋다는 점 잊지 말도록!!

🍎 올바른 세안법에 관한 동영상

하늘토 홈페이지(www.haneulto.co.kr) ➜ 하늘토 on Air ⇨ 하늘토 방송국의 동영상

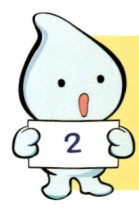
2 여드름 피부에 좋은 화장품과 올바른 화장법을 가르쳐 줄래?

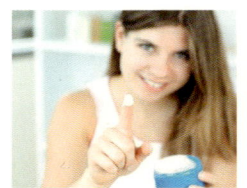

여성들은 여드름이 나면 그걸 감추기 위해 화장을 더욱 짙게 하는데, 오히려 여드름을 더 악화시킬 수 있으니 조심해. 여드름이 났을 경우에는 가급적 화장을 안 하는 게 좋아. 부득이하게 화장을 할 경우에는 자신의 피부 특성과 체질에 맞는 화장품을 잘 골라야 해.

어떤 화장품이든 모공을 막게 되면 피지 배출이 안 되기 때문에 모낭 안에 자연히 피지가 뭉치게 되고 그로 인해 여드름이 생길 수 있는 거야. 따라서 피부가 호흡할 수 없도록 두텁게 화장을 하거나 특히 유분이 많은 화장품의 과다 사용은 절대 안 돼. 왜냐하면 모공 둘레의 피지와 잘 결합하여 모공을 막아버리기 때문이야.

가장 문제가 되고 있는 화장품은 'BB크림'이야. 간단하게 사용할 수 있고 커버력도 우수하기 때문에 많이 사용하지? 하지만 BB크림 등에 흔히 포함되는 면포성 성분은 화이트헤드를 잘 발생시킨다는 실험결과도 있으니 주의해야 해.

따라서 지성 피부인 사람은 반드시 비면포성 표시가 있는 제품을 선택하도록 해. 아래는 화장법에 대한 설명이니 참고하고.

○ 세안법

여드름이 있다는 것은 일단 피지 분비량이 많다는 것을 의미하지? 우선 피지 제거 효과가 우수한 전문 세안제로 화장품 찌꺼기를 잘 제거하는 게 무엇보다 우선이겠지?

○ 클렌징

여드름은 화장으로 잘 가리는 것보다 화장을 잘 지우는 게 무엇보다 중요하겠지? 모공이 막히면 안 되니까 말이야. 클렌징 제품은 주로 크림을 많이 사용하는데, 클렌징크림은 기름을 많이 포함하고 있어서 모공을 막을 수 있으므로 절대로 피해야 해. 특히 여드름이 심할 때는 여드름 악화의 지름길임을 명심해. 따라서 폼 클렌저가 가장 좋아.

○ 화장수

여드름에 도움을 줄 수 있는 화장수인 스킨, 토너, 아스트린젠트를 사용하고 피지가 많을 때는 알코올이 들어 있는 제품이 좋아. 아울러 여드름 전용으로 나와 있는 제품 중에 피지를 억제하는 성분이 들어 있는 것들로 피지를 잘 닦아주면 효과를 볼 수 있어.

○ 로션, 크림, 에센스

오일이 많이 들어있는 크림 타입의 영양크림은 사용하지 않는 게 좋고 로션이나 수분 에센스 등이 좋아. 만약 크림을 쓰게 된다면 여드름에 맞는 전문 크림을 쓰는 게 좋겠지?

○ 파운데이션

기초화장 후 메이크업 베이스나 파운데이션을 바르는데, 유분기가 많아서 모공에 쌓여 있는 피지를 배출하지 못하게 방해를 하니 사용하지 않는 게 좋아. 여드름에는 화장을 안 하는 게 제일 좋지만, 화장을 해야 한다면 선크림을 잘 바르고 파우더 정도로 가볍게 마무리하는 것이 좋아.

○ 기능성 화장품

시중에는 여드름 피부에 도움이 되는 여드름 전용 화장품이 많이 나와 있어. 자기 피부에 맞는 제품을 사용하는 것은 기본이겠지? 기능성 화장품 자체가 여드름을 억제해주거나 치유하는 건 아니야. 단지 여드름 치료에 도움이 좀 된다든지 평상시 재발을 억제하는 정도의 역할만 할 뿐이니 너무 믿는 것은 안 좋아.

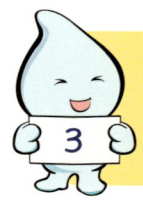
여드름 피부에 좋은 음식과 나쁜 음식을 알려 줄래?

현대의 여드름 발생 원인은 매우 다양하다고 얘기했지? 음식물도 우리 몸에 과도하게 영향을 끼치는 요인을 가진 것도 있을 거고 여드름에 악영향을 끼치는 것이 있을 거야. 하지만 우리가 독약을 먹는 것이 아닌 이상 모든 음식은 알맞고 바람직하게 섭취하면 기본적으로 우리 몸에 해롭다고 볼 수는 없어. 지나치게 불규칙한 영양섭취나 폭식 등을 통해 몸의 균형과 조화를 깨뜨리는 식습관이 안 좋은 거지.

음식물은 우리 몸에 영양을 공급해주는 것이잖아. 앞에서 말했지만 피부에 영양을 공급해 주는 것이 혈액이라고 했지? 따라서 혈액에 좋은 영양을 공급해주고 피를 맑게 해주는 음식물 섭취가 중요한 거야.

흔히 지방이 많은 식품이 여드름에 더 안 좋을 거라 생각하지만, 피를 맑게 한다는 관점에서 본다면 여드름 환자는 실제로는 GI지수(혈당지수)와 GL지수(혈당부하지수)에 따라 음식물을 골라 먹어야 해.

이런 지수가 높은 음식을 섭취하게 되면 혈당량이 올라가게 되고, 이로 인해 인슐린 등이 분비가 되는데 이때 IGF-1이라는 성장호르몬이 덩달아 증가해. 이것이 남성 호르몬을 왕성하게 하므로 여드름이 심해지는 경향이 있는 거야.

GI · GL지수가 높은 품목은 밀가루 음식들인데 식빵, 베이글, 버거 등의 빵과 국수, 튀김, 면류 등의 음식물이 해당되지. 같은 무게의 돼지고기와 식빵의 경우 돼지고기의 GI지수가 식빵의 절반밖에 안 되는 것을 보면 우리 상식과는 많이 다르지?

이밖에도 기름기가 많고, 당분이 많은 음식, 맵고 자극적인 음식, 열이 많은 음식, 인스턴트식품 등은 피하는 게 여드름뿐만 아니라 피부 관리에 좋아.

위의 특징을 고스란히 가지고 있는 대표적 음식이 피자, 치킨, 라면이야. 그래서 이 음식들은 여드름의 3대 적이라 불린단다. 대신 단백질, 미네랄, 비타민 B_2, B_6, C가 풍부한 음식이 여드름에 좋아. 술, 담배는 물론 안 하는 게 좋지.

아래 표는 위로 가면 여드름에 좋은 것이고 밑으로 갈수록 나쁜 것이니 참고해.

두부, 비지, 완두콩, 콩나물, 녹황색 야채류, 버섯류, 소, 닭 등의 간, 가자미, 대구, 도미, 넙치, 뱅어, 해초류, 탈지유, 건강차, 한방차, 허브티, 탄산수
녹황색 야채 이외의 야채, 해바라기 씨, 참깨, 좁쌀, 보리, 현미, 소맥, 딸기, 수박, 레몬, 정어리, 해삼, 지방분을 억제하고 단백질이나 칼슘을 강화한 우유
고구마, 은행, 청백미, 오렌지, 무화과, 배, 키위, 메론, 연어, 게, 낙지, 멧돼지, 토끼, 꿩, 돼지고기, 유산균 음료, 첨가물을 넣지 않은 요구르트
감, 망고, 고등어, 오징어, 새우, 마카로니, 스파게티, 생선묵, 커피, 홍차, 녹차
땅콩, 아몬드, 호두, 바나나, 장어, 붕장어, 성게, 치즈, 어육, 햄, 소시지, 마가린, 식품성 기름이 많은 마요네즈, 과즙주스, 청량음료, 설탕, 꿀
기름기가 많은 소고기, 햄, 소시지, 베이컨, 버터, 훈제식품, 코코아, 마요네즈, 소금, 겨자, 카레, 술, 인스턴트식품, 패스트푸드, 빵, 라면 등 각종 밀가루 음식

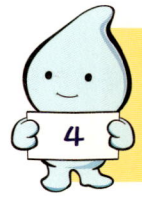
여드름 관리에 좋은 천연팩 만드는 법을 가르쳐 줄래?

　요즘 한방 화장품 인기가 매우 좋지? 순수한 생약 성분으로만 만들고 화학 물질이 첨가되지 않았으니 피부에 좋겠지. 어쨌든 항상 바쁘고 스트레스를 받는 일의 연속에서 잠시 머리도 식히고 몸의 피로도 가라앉힐 겸, 느긋하게 욕조의 따뜻한 물속에 누워서 여드름에 좋다는 천연 팩을 한번 해봐. 마음도 편안해지고 여드름에도 좋으니까.

○ 당근 우유팩
　비타민 B군 카로틴이 풍부한 당근은 각질을 정리하고 영양을 주어 여드름 피부에 효과가 좋은 채소야. 그리고 우유는 각종 비타민과 유지방, 단백질 분해 효소 등이 함유되어 있어 각질을 부드럽게 해주고, 여드름 피부에 수분과 영양을 공급해 주지.

먼저 당근을 잘게 썰어 알맞게 찧은 다음, 적당히 차가운 우유를 알맞게 넣어 숟가락으로 잘 개어 줘. 그 다음 얼굴 크기의 적당한 헝겊(유아용 손수건, 천, 붕대 등)을 이용해 얼굴에 팩을 해주면 돼.

◯ 송진가루 팩

여드름에 좋은 송진가루는 피지분비 조절 기능을 해. 그리고 살균효과가 있을 뿐만 아니라 모공을 좁히는 데도 도움을 주지.

송진가루를 구입하여 알맞게 뜨거운 물에 적당한 끈기를 갖도록 밀가루를 섞어 팩을 만들어 얼굴에 발라주면 좋은 효과를 볼 수 있어.

◯ 감초

여드름 증상이 심한 경우에 사용하면 좋아. 감초는 피부염이나 염증 등의 해독에 좋은 효과를 보이거든. 우리가 한약을 지을 때 항상 감초를 넣는 이유는 독을 해독해 주는 성질이 아주 뛰어나기 때문이야.

가장 쉬운 방법은 감초를 우려낸 물을 얼굴에 발라주는 방법이야. 여드름 피부가 아주 부드러워지고 주름진 얼굴에도 뛰어난 효과를 볼 수 있을 거야.

◯ 녹두

녹두는 해열·해독 작용이 뛰어나서 먹어도 좋지만, 얼굴에 바르면 영양을 공급해줄 뿐만 아니라 모공을 수축하는 데도 뛰어난 효과가 있다고 알려져 있어.

녹두가루로 세안을 해도 좋고 밀가루로 섞어서 팩을 만들어 사용해도 좋지.

◯ 당귀

여드름이 심한 얼굴에 화장독이 오르면 당귀를 사용하면 좋아. 당귀 가루는 피부노화 및 여드름 예방에도 매우 효과적이며 얼굴이 붉어지는 사람들에게도 좋아. 잔주름과 여드름을 예방하는 효과도 매우 뛰어나.

◯ 밤 껍질 팩

밤의 속껍질을 갈아 만든 율피는 타닌 성분이 많아 모공수축과 세균 번식 억제로 여드름 피부 트러블 방지에 매우 좋지. 따라서 심한 여드름 피부와 여드름으로 모공이 늘어난 환자에게 좋은 효과가 있어.

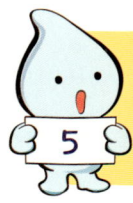
5 여드름에 좋은, 마시는 차가 있으면 소개해 줄래?

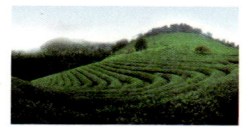

카페인이 많은 커피보다 훨씬 몸에도 좋고 여드름에 효과가 있는 차를 소개할 테니, 시간이 날 때마다 마셔 봐.

○ 감잎차

감잎에는 비타민 C, 칼슘, 타닌 등이 풍부하게 함유되어 있어. 특히 감잎차의 비타민 C는 열에 잘 파괴되지 않는 양질의 비타민 C거든. 비타민 C가 세포 재생과 미백, 여드름 완화 등 피부 미용에 도움이 된다는 사실은 잘 알고 있지?

감잎은 오줌이 잘 나오게 하는 작용이 있고 혈압과 동맥경화 및 면역력 강화에도 효과가 좋아. 단, 감잎은 약산성을 띠므로 알칼리성의 약초나 차와 함께 마시는 것은 피하는 게 좋고 변비가 심한 사람도 먹지 않는 게 좋아. 곶감을 많이 먹으면 변비가 심해진다는 거 알지?

마시는 방법은 끓인 물을 조금 식혀서, 말린 감잎을 2~3g 정도 넣고 15분 정도 우려낸 다음 매실주 한 방울이나 유자청을 한쪽 넣어 마시면 아주 좋지.

○ 매실차

매실에는 수분이 풍부하며 여러 유기산이 함유되어 있어. 또한 칼슘, 인, 칼륨 등 무기질과 카로틴도 들어 있지. 매실은 해독·살균 작용이 있어서 식중독을 치료하기도 해. 또, 정장 작용이 뛰어나 설사나 변비의 완화를 도와주는데, 특히 화농성 여드름을 지닌 사람에게 좋아.

덜 익은 매실의 과육을 벗겨 핵을 제거하고 연기에 건조시킨 것을 '오매'라 하며, 일반적인 푸른색의 매실은 '청매'라고 불러. 물 2L에 약 30g 정도의 오매를 넣고 끓인 다음, 걸러서 찻잔에 담고 꿀을 타서 마시면 좋아.

청매는 물기를 완전히 제거한 뒤 보관용 유리병에 매실과 설탕을 한 층씩 번갈아 담아 밀봉해 보관한 다음, 매실액즙이 나오면 이 즙을 물에 넣고 끓여 마시거나 뜨거운 물에 개어 마시면 돼.

◯ 백련잎차

연잎사귀에는 알카로이드와 플라보노이드, 타닌, 비타민 B_1, 비타민 C 등이 들어 있어 피부미용에 효과적이야. 이러한 성분들은 피를 맑게 하고 독을 풀어줘.

약 1.5L 분량의 끓는 물에 말린 연잎 한두 스푼을 넣어 우려내 마시면 되고, 효과를 좋게 하게 위해 1분 정도 식혀서 마시면 좋아.

◯ 구기자차

구기자차는 예로부터 자양강장(영양분을 공급해서 몸을 강하게 만드는) 차로 전해오며, 특히 동맥경화증을 예방하고 혈액을 정상으로 유지시켜주는 효능이 있다고 알려져 있어. 기혈 순환을 원활하게 해줌으로써 여드름 완화에 어느 정도 도움을 주지. 단, 감기가 심하거나 열이 있는 사람은 피하는 것이 좋아.

말린 구기자 열매를 은근한 불에 천천히 달여서, 설탕이나 벌꿀에 타서 마셔도 좋아.

◯ 율무영지차

율무는 벼과에 속하는 일년초로서 벼와 모양이 비슷하고, 밥을 지었을 때도 맛이 유사해서 예로부터 식량으로 사용하기도 했어. 한방에서 율무는 단백질과 지방, 칼슘, 칼륨, 철분 등이 많은 식품으로서 이뇨와

소염, 진통 작용이 뛰어나며 습을 제거한다고 알려져 왔어.

율무와 영지를 함께하여 차를 끓여 마시면 몸속의 습과 수종을 없애며 이뇨 역할을 하지. 몸에 있는 지방질을 분해하여 다이어트에도 아주 좋아. 또한 소화불량, 관절통, 근육 경련에도 효과가 뛰어나.

그밖에 피로 회복 및 기미, 주근깨의 예방에 효과적이야. 말초신경을 확장, 수축시키는 효능이 있어 여드름, 부종, 신경통 등에도 좋은 음식이야. 특히 여드름으로 고생하는 경우에는 오랫동안 마시면 큰 효과를 볼 수 있어.

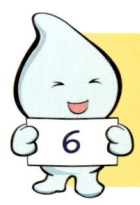

여드름이 심하면 정신적인 문제도 생겨?

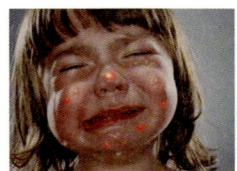

여드름이 제일 짜증나는 건 환자 본인뿐만 아니라 환자가 맺고 있는 사회적 관계에까지 영향을 끼친다는 것이야. 원래 자연스러운 현상이던 여드름을 병으로 여기게 된 건 사회 환경이 변했기 때문이지. 물질만능주의 시대가 되고 미의 기준을 외모로만 판단하려 하는 세태가 여드름을 심각한 병으로 만든 측면이 커.

사회관계를 어색하게 만드는 여드름은 환자의 정신적인 면에 큰 영향을 끼쳐서 사회생활에 심각한 영향을 끼칠 수도 있다는 게 더 문제야.

사실 여드름 때문에 죽는 사람은 없잖아. 하지만 사람들과의 관계가 악화된 탓에 자살을 선택하는 사람은 있지.

다음은 여드름이 심했을 때 발생하는 정신적인 문제 및 사회관계에 끼치는 영향들이야. 참고해서 여드름이 있는 주변 사람들을 배려하는 마음을 갖길 바랄게.

○ 학습 및 업무 능력 저하

요즘은 일반 성인들도 여드름이 많이 생기지. 심각한 상태에 처한 사람도 많은데 이들은 하나같이 직장 및 사회생활의 어려움을 호소하거든.

마찬가지로 한창 민감한 나이에 있는 학생들도 여드름으로 인해 그들의 업무라 할 수 있는 학습능률에 심각한 영향을 받게 되지.

공부를 하더라도 집중력이 떨어져서 오랜 시간 공부에 집중할 수 없어. 머릿속에는 여드름 생각뿐이고 얼굴은 벌겋고 아파서 화끈거려 책에 집중하기도 힘들어.

어느새 손은 여드름이 난 부위를 만지작거리고 거울을 갖다 놓고 쳐다보면서, 네가 죽나 내가 죽나 하면서 짜대는 거야. 그러니 공부를 할 수 있겠어?

성인은 학생의 경우보다는 덜 하겠지만, 그래도 여드름 때문에 이런 저런 업무 능력이 떨어진다는 사실은 부인할 수 없겠지. 일단 여드름 생각이 속에 가득 차 있으니, 집중력이 떨어지고 창의적이고 기발한 아이디어를 떠올리기란 어려운 거야.

◯ 대인 기피

여드름이 심하면 당연히 사람 만나는 게 싫어지겠지. 멀쩡한 사람도 자신에게 조금 문제가 있으면 사람 만나는 일을 다른 날로 미루거나 피하는데 하물며 여드름 환자들은 어떻겠어? 일단 자신의 외모에 대한 자신감을 상실해버리고 심하게 심리적으로 위축되어 있기 때문에 새로운 인간관계는 물론이고 기존의 대인 관계도 안 좋아지겠지?

대인 관계를 바탕으로 하는 업무에 종사하는 사람은 이 말 못할 고통을 누구보다도 잘 알 거야. 아직 학생인 사람들 역시 미팅이나 어떤 모임 한번 자신 있게 나갈 수 없을 거야.

어떤 대학생은 엠티에 갔는데 자는 동안에 얼굴에 있던 심한 여드름이 터져 아침에 일어나보니 베개와 이불 등에 핏자국과 고름자국이 남아 있었대. 그 친구는 그 뒤론 그런 모임엔 참석조차 하지 않았다고 하네. 이렇게 여드름은 단순히 피부 문제만은 아니야.

◯ 의욕 상실

의욕 상실은 끊임없이 여드름 치료에 매달리다가 어떤 효과도 보지 못했을 때 잘 나타나. 계속되는 재발로 인해, 심한 경우 아무 것도 하고 싶지 않은 느낌을 갖게 되고 더욱 심해지면 외출도 잘 하지 않겠지.

모든 일에 대해 의욕적이기보다는 귀찮고 짜증나기만 하는 느낌을 경험한 적 있지? 세상은 이제 더 이상 내 편이 아닌 거 같고 이런 감정이 깊어지면 '그래, 난 이렇게 살련다' 하는 자포자기까지 생기게 되지.

그러니 우리는 여드름 치료를 가볍게 생각해선 안 돼. 초기 치료에 실패해서 재발하거나 더 악화되어 힘든 상황이 오지 않도록 미리 미리 적당한 치료를 받아야 하는 거야.

검증되지 않은 민간요법을 사용하거나, 집에서 적당히 연고 사다 바르고 불결한 손으로 만지거나 짜서 우리의 소중한 얼굴이 심각한 상태가 되지 않도록 해야 해.

○ 우울증

여드름으로 인한 심리적 충격이 심해지면 결국 우울증까지 걸리게 돼. 특히 어린 학생들은 쉽게 우울증에 걸리는데 잘 알다시피 우울증이 심해지면 우울한 기분이 문제가 아니라 자살까지도 생각하게 된다는 거야.

실제로 호주의 한 연구 결과에 의하면, 여드름 우울증으로 인한 자살률도 10대의 자살 원인에 큰 부분을 차지한 적이 있어.

우울증이 주는 외적 변화로는, 갑자기 잠이 많아지고 아침에 일어나기 싫다든지, 불면증, 엄청난 식욕 혹은 거식증, 무기력감, 자살에 대한 생각, 평상시에 잘하던 취미활동이나 대인관계에 대한 거부, 성욕의 급격한 감퇴 등등 상당히 많아.

무엇보다 아무것도 하고 싶지 않고 그저 우울하고 세상을 살아가는 게 고통스럽고 미칠 것 같은 기분이 하루 종일 따라다녀.

이 정도가 되면 일상적이고 정상적인 일을 아무것도 할 수 없는 지경에 이른 거야. 심하면 자살도 생각하고 낳아준 부모님도 원망스럽지. 이렇게 우울증이 의심되면 지체 없이 정신과 상담 및 치료를 받아야 하고 그와 동시에 체계적인 여드름 치료도 받아야 해.

본인이 제일 잘 알지? 우울한 생각과 자기 비하는 가급적 삼가고 이 글을 읽고 자신을 잘 돌아보길 바랄게.

제6장 여드름/흉터 치료 사례

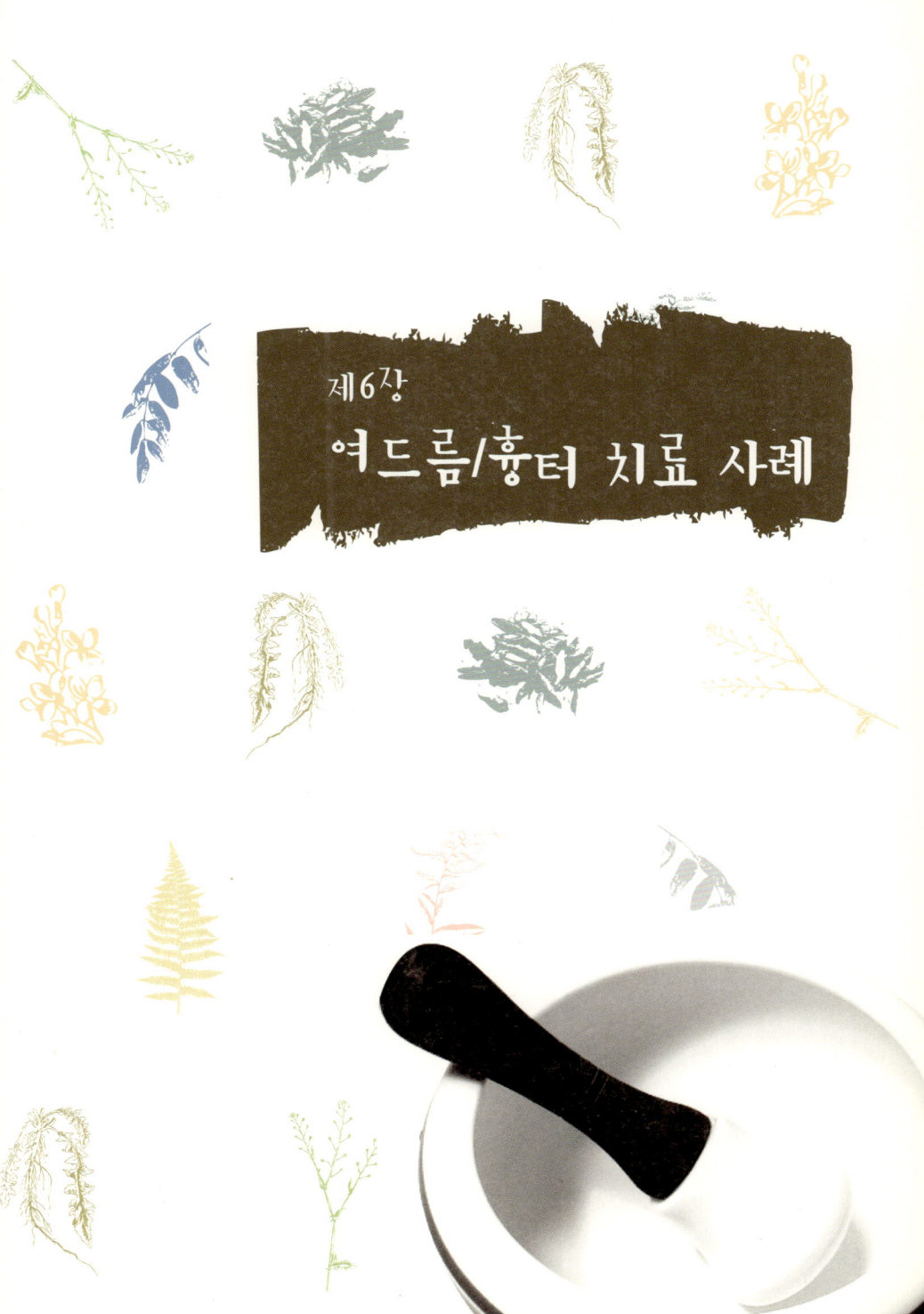

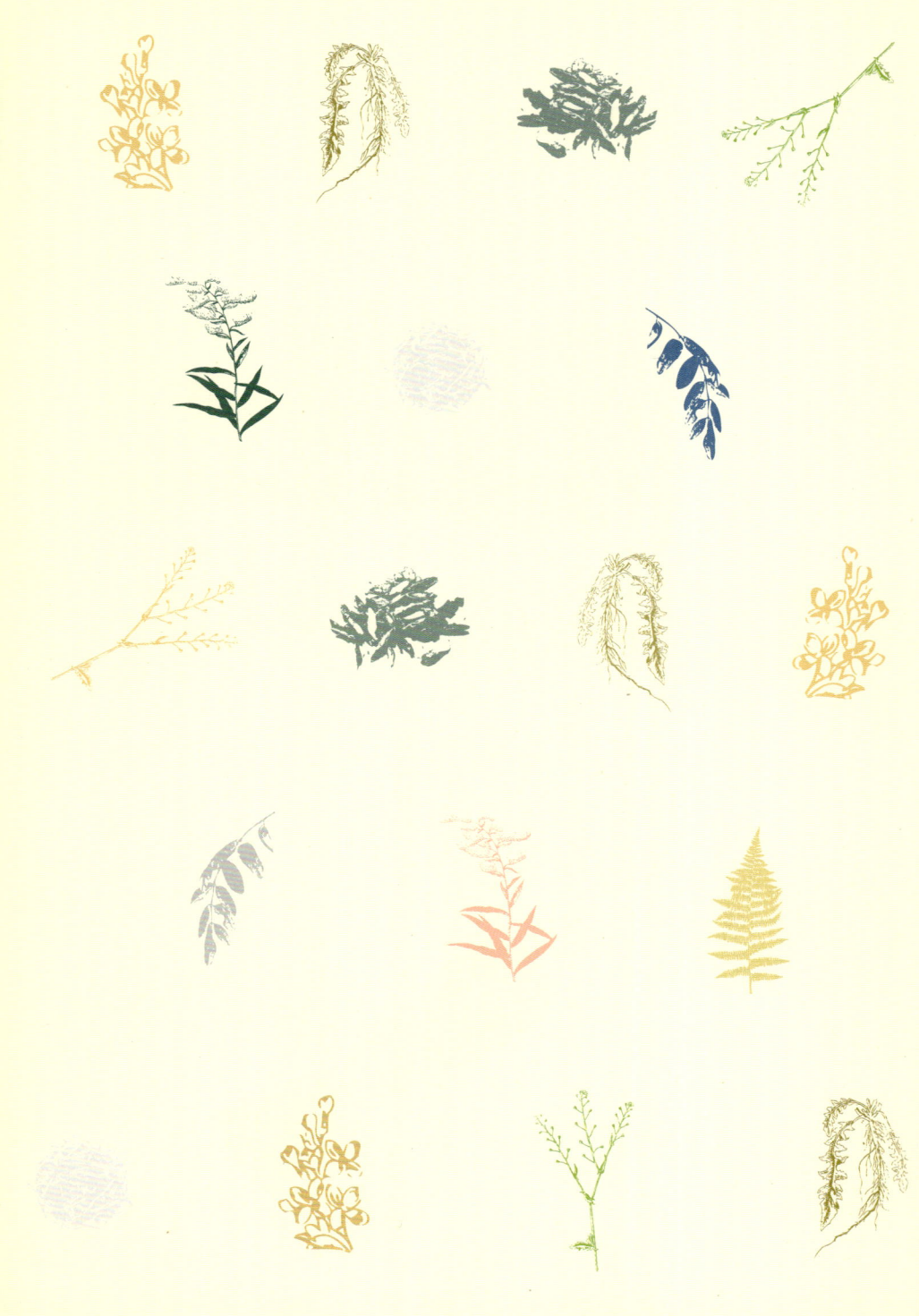

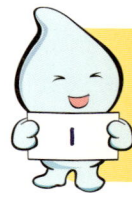

여드름/흉터 치료 사례

사례 1

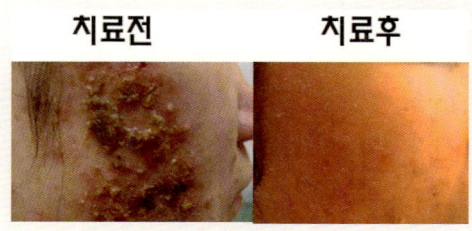

1. **이름** : 노** (여/20대 후반/수원 인계동)

2. **증상** : 내원 당시 양쪽 볼 위주와 등 여드름으로 낭종성 및 결절 상태의 여드름이 전체적으로 분포하였으며, 피부과에서 여드름흉터 레이져 치료를 수회 받았으며, 특히 화농된 여드름이 터지면서 진물과 딱지가 생기고 여드름흉터가 많이 있으며 모공확장증이 있음.

3. **치료기간** : 16주 / 여드름 치료 + 여드름 흉터 치료

4. 치료과정 : 개인맞춤 한약, 수화침, 아큐, 차침, 홈케어, 생활관리

5. 치료결과 : 10주의 여드름 치료를 마친 후 여드름 흉터 치료를 진행함. 내원 당시 보이던 양쪽 볼 부위의 여드름은 거의 재발이 없었으며, 등 여드름도 자국부분만 남아 있는 상태임. 여드름 치료 후 남아있던 자국과 색소는 여드름 흉터치료를 통해 상당한 호전을 보였으며 여드름 자국과 흉터 및 붉은 피부톤을 개선시킴.

사례 2

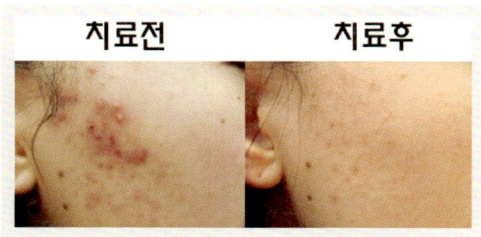

1. 이름 : 김** (여/20대 후반/경기도 오산)

2. 증상 : 내원 당시 화농성 여드름이 심하였으며, 화농성 여드름은 몇 년 전부터 지속된 상태임. 스트레스가 심했으며 수원에 있는 한방 피부과에서 여드름 치료를 받았으나 일시적인 효과로 인해 하늘토한의원 내원 결심, 생리불순 증상 나타남.

3. 치료기간 : 6주 / 여드름 치료

4. 치료과정 : 개인맞춤 여드름치료 한약, 수화침, 아큐, 홈케어, 생활관리

5. 치료결과 : 여드름 치료에 대한 본인 만족도가 매우 높았으며,

아큐 시술로 인한 붉은 피부톤이 개선되었으며 내원시 나타났던 생리불순도 개인맞춤 한약과 침치료를 통해 개선된 상태임.

사례 3

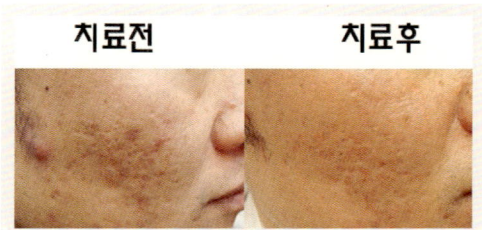

1. **이름** : 최** (남/30대 초반/수원 영통)

2. **증상:** 초등학교 시절 때부터 발생한 여드름으로 인해 피부관리실에서 피부관리를 받음. 여드름 자국이 심하고 크게 화농성 여드름이 볼 부위를 중심으로 나타남. 특히 여드름에 인한 통증이 심했으며 여드름이 터지면서 지속적으로 여드름 흉터 및 자국을 남김. 여드름 및 자국에 대한 스트레스가 심하고 우울증, 불면 증상으로 신경정신과 약물 복용 중.

3. **치료기간** : 8주 / 여드름 치료+여드름 흉터 치료

4. **치료과정** : 개인맞춤 한약, 수화침, 아큐, 홈케어, 생활관리

5. **치료결과** : 심리적으로 스트레스가 줄었으며 우울증 증상도 호전됨에 따라 우울증 양약은 현재 복용 안함. 내원 당시 나타났던 화농성 여드름은 거의 나타나지 않음. 아큐 시술로 인해 붉은 피부색 개선 효과도 동시에 나타남. 현재 여드름 흉터 치료가 진행 중이며 오래된 여드름 흉터 및 붉은 자국 등을 개선시킬 예정임.

사례 4

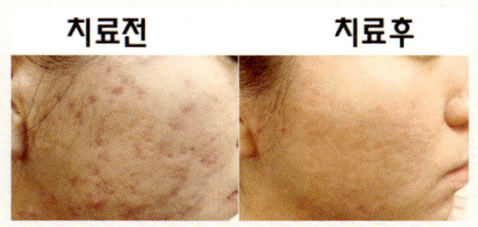

1. **이름** : 이** (여/20대 초반/화성 동탄)

2. **증상** : 내원 당시 얼굴전체에 여드름 자국, 등 여드름 및 흉터와 더불어 구진성 여드름부터 농포성 여드름까지 나타났으며, 소화불량과 생리불순 증상을 동시에 호소함, 화병 초기 증상으로 얼굴전체 및 상부에 발열감도 나타남.

3. **치료기간** : 12주 / 여드름 치료 + 여드름 자국 치료

4. **치료과정** : 개인맞춤 한약, 수화침, 아큐, 홈케어, 생활관리

5. **치료결과** : 몸의 건강상태가 많이 개선됨, 속이 편하고 생리주기도 규칙적으로 돌아옴, 가끔씩 스트레스나 수면 부족 등으로 여드름이 올라오기도 하나 예전처럼 심하게 나타나지는 않음, 매회 아큐 시술을 통해 얼굴의 열감을 내리고 등 여드름 또한 피부 재생을 촉진시키는 관리가 들어가 현재 얼굴과 등에 발열감이 줄었으며, 붉게 침착된 피부톤 및 여드름 자국이 개선되었음, 정기적인 한방 스킨케어 진행중임.

사례 5

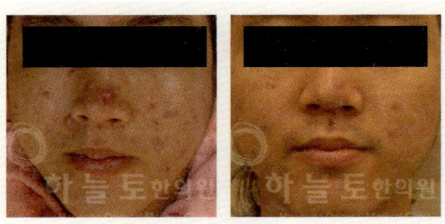

1. **이름** : 남** (남/30대 초반/경기도 안산)

2. **증상** : 내원 당시 구진성 및 농포성 여드름이 코를 중심으로 볼 주변에 주로 나타났으며 목 부위에 약간의 아토피 피부염 증상도 나타났음, 변비가 있고 수면 부족의 상태임.

3. **치료기간** : 12주 / 여드름 치료 + 여드름 자국 치료

4. **치료과정** : 개인맞춤 한약, 수화침, 아큐, 홈케어, 생활관리

5. **치료결과** : 12주간의 여드름 치료를 마쳤을 때 목 부위 아토피 피부염 증상도 동시에 개선되었으며, 개인맞춤 한약과 침치료를 통해 변비 증상도 없어짐, 머리가 맑아지고 컨디션이 개선됨에 따라 수면 부족상태가 지속되었지만 몸이 가벼워졌다고 느낌. 농포성 여드름은 거의 나타나지 않으며 아큐 시술을 통한 여드름 자국 등이 개선됨.

사례 6

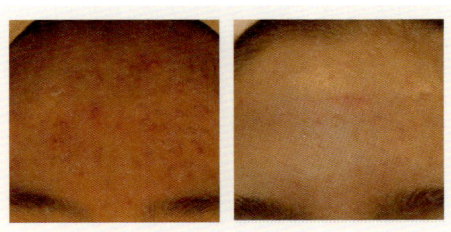

1. 이름 : 김** (여/20대 중반/성남 분당)

2. 증상 : 내원 당시 주로 이마 부위에 구진성 여드름이 나타났으며, 얼굴에 발열감이 심하고 손발이 차가움, 생리통도 심해 생리 때마다 양방 처방 약 복용, 초기 여드름 발생시 나타났던 여드름 자국도 있으며, 여드름으로 인한 스트레스가 심함.

3. 치료기간 : 12주 / 여드름 치료 + 여드름 자국 치료

4. 치료과정 : 개인맞춤 한약, 수화침, 아큐, 홈케어, 생활관리

5. 치료결과 : 여드름이 거의 올라오지 않으며, 얼굴의 열감도 없어진 상태임, 한약 복용 후 생리통도 개선되어 생리 때 따로 양방 처방약 복용하지 않음, 손발이 많이 따뜻해졌으며 전체적으로 몸이 가벼워졌다고 느낌.

사례 7

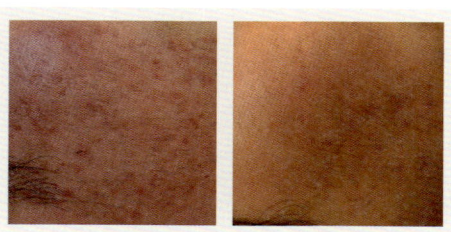

1. 이름 : 김** (남/30대 초반/용인 수지)

2. 증상 : 내원 당시 볼 부위 위주로 화농성 여드름과 여드름 흉터 자국이 많았으며, 현재 치료 전 사진은 여드름치료가 끝난 피부상태임. 여드름 치료 후 여드름은 재발하지 않았으나 여드름 흉터 및 여드름

자국이 남아 여드름 흉터 시술을 필요로 함.

   3. 치료기간 : 12주 / 여드름 흉터 및 여드름 자국 치료

   4. 치료과정 : 수화침, 차침, 아큐, 포어덤테라피, 홈케어, 생활관리,

   5. 치료결과 : 여드름 자국과 붉은 피부톤이 개선되었으며, 여드름 흉터는 약간 남아있는 상태이다. 정기적인 한방 스킨케어로 현 피부상태를 유지하고자 하며, 추후 한방 미세침 시술을 추가적으로 들어가 약간 남아 있는 흉터 부분을 개선하고자 함.

사례 8

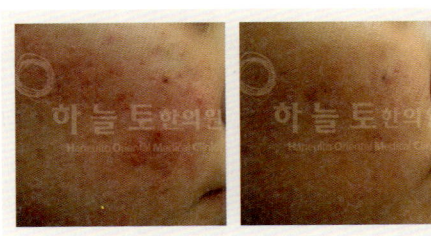

   1. 이름 : 이** (여/20대 중반/평택 송탄)

   2. 증상 : 내원 당시 구진성 여드름과 화농성 여드름이 산발적으로 올라오는 상태이며, 여드름 자국이 전체적으로 붉게 남아있음. 얼굴에 열감을 심하게 느끼고 속쓰림 증상이 나타남.

   3. 치료기간 : 12주 / 여드름 치료 + 여드름 흉터 치료

   4. 치료과정 : 개인맞춤 한약, 수화침, 아큐, 한방 미세침 필링, 홈케어, 생활관리

   5. 치료결과 : 얼굴의 열감이 많이 내렸으며, 속쓰림 증상이 개선됨.

아큐와 한방 미세침 필링 시술로 인한 붉은 여드름 자국 개선이 두드러지며, 현재 정기적인 미백관리가 진행중임.

사례 9

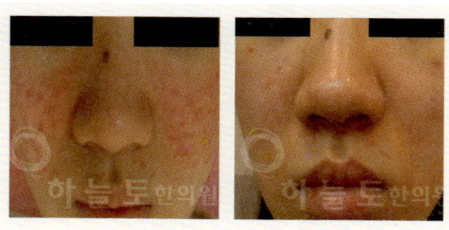

1. **이름** : 강** (여/10대 후반/화성 병점)

2. **증상** : 내원 당시 면포성 여드름과 구진성 여드름이 볼 부위를 위주로 나타났으며, 피부가 지루성 피부염으로 예민하고 거칠거칠한 상태임. 비염 증상과 생리통(복통)으로 힘들어 하였으며 스트레스와 수면 부족으로 몸 전체 컨디션이 좋지 않은 상태임.

3. **치료기간** : 12주 / 여드름 치료

4. **치료과정** : 개인맞춤 한약, 수화침, 아큐, 홈케어, 생활관리

5. **치료결과** : 여드름이 거의 나타나지 않고 지루성 피부염도 호전됨. 거칠거칠하고 울긋불긋한 피부 상태가 상당히 호전됨. 더불어 개인맞춤 한약과 침치료를 통해 비염 증상과 생리통도 동시에 개선되어 몸이 전체적으로 가벼워짐을 느낌.

사례 10

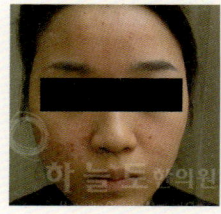 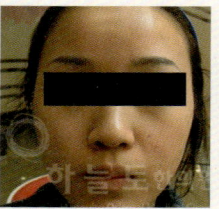

1. 이름 : 이** (여/20대 중반/서울 강남 역삼동)

2. 증상 : 내원 당시 피부과에서 여드름치료 양약을 복용 중이며 구진성 여드름이 얼굴 전체적으로 나타났으며, 여드름을 손으로 뜯어내고 짜내고 하여 여드름 자국과 흉터가 심하였음. 얼굴에 열감이 심하였고 피부결이 거친 상태임. 교대 근무를 하여 수면불량으로 체력면에서 매우 힘들어하며 소화불량과 생리주기가 매우 불규칙함.

3. 치료기간 : 12주 / 여드름 치료 + 여드름 흉터 치료

4. 치료과정 : 개인맞춤 한약, 수화침, 아큐, 한방미세침 필링, 생활관리

5. 치료결과 : 얼굴에 열이 많이 내렸으며, 매주 꾸준한 아큐시술로 여드름 뿐만 아니라 옅은 여드름 자국이나 붉은 증상이 가라앉음. 추가적으로 시술한 한방미세침 필링을 통해 피부 재생 및 피부결, 피부색이 상당히 개선된 상태임. 특히 이와 더불어 특별한 여드름 치료탕약을 복용하고 내과적 침치료를 하여 불면과 소화상태 생리불순 상태가 호전되었음.

사례 11

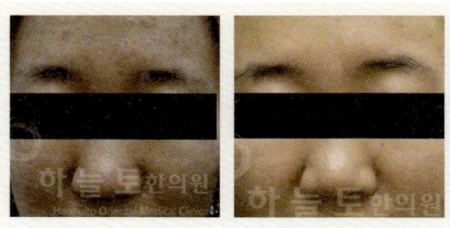

1. 이름 : 김** (여/20대 중반/충청도 천안)

2. 증상 : 내원 당시 이마 부위에 주로 면포성 및 구진성 여드름과 지루성피부염 증상도 동시에 나타남. 여드름이 올라왔던 부위에 붉게 색소침착 및 여드름 자국도 있음.

3. 치료기간 : 8주 / 여드름 치료

4. 치료과정 : 개인맞춤 한약, 수화침, 아큐, 생활관리

5. 치료결과 : 이마 여드름이 개선되면서 지루성 피부염 증상도 호전됨. 여드름 치료 3개월 중 남은 4주간은 색소침착과 여드름 자국 개선을 중심으로 아큐 앰플 투여 및 재생관리 예정.

사례 12

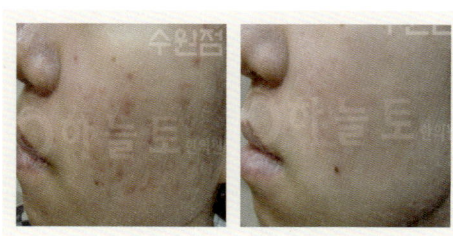

1. **이름** : 최** (여/20대 중반 / 수원 장안구 정자)

2. **증상** : 내원 당시 얼굴의 열감을 많이 호소하였으며, 여드름보다는 여드름 발생 후 나타난 붉은 여드름 흉터 자국 등의 치료를 원함. 수면부족으로 인한 피로감과 소화불량, 생리불순 증상도 함께 나타남.

3. **치료기간** : 12주 / 여드름 흉터 치료 + 미백

4. **치료과정** : 개인맞춤 한약, 차침, 포어덤테라피, 홈케어, 생활관리

5. **치료결과** : 차침 시술 후 붉게 나타난 여드름 자국이나 흉터 등이 상당히 호전 되었으며, 처음 내원 당시 호소하였던 피로감이나 소화불량, 생리불순 등도 개선됨. 또한 비위기능이 개선되어 성장효과도 나타남.

사례 13

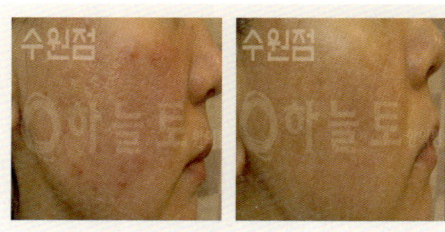

1. **이름** : 최** (여/40대 초반/경기도 오산)

2. **증상** : 내원 당시 몸에 열이 많고 얼굴부위의 열감이 심한 상태였음. 턱과 목에 지루성피부염으로 피부과 약을 복용 중. 여드름이 볼과 턱 부위에 주로 나타났으며, 직업상 불규칙한 식생활로 소화장애가 있음.

3. **치료기간** : 8주 / 여드름 치료 + 한방 미세침 필링(기미)

4. **치료과정** : 개인맞춤 한약, 수화침, 아큐, 한방 미세침 필링, 홈케어, 생활관리

5. **치료결과** : 8주간의 여드름 치료 후 볼과 턱부위의 여드름이 개선되었으며, 붉은 자국 및 색소침착 개선을 위해 한방 미세침 필링 시술을 하였고 그 결과 피부 안색이 맑아지고 피부결도 좋아졌음, 얼굴의 열감과 소화장애 부분도 많이 호전되었으며 이후 포어덤 화이트닝 스킨케어를 이어갈 예정임.

사례 14

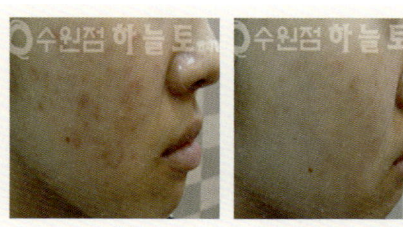

1. **이름** : 최** (여/20대 후반/서울 신촌)

2. **증상** : 내원 당시 몸에 열이 많고 얼굴에 붉은 기와 열감이 심하게 나타났으며, 특히 볼 부위에 면포성 및 구진성 여드름과 여드름 흉터가 주로 나타남, 소화불량도 있었으며 서비스업의 직업 특성상 스트레스와 피로도가 심함.

3. **치료기간** : 12주 / 여드름 치료 + 여드름 흉터 색소침착 치료

4. **치료과정** : 개인맞춤 한약, 수화침, 아큐, 홈케어, 생활관리

5. **치료결과** : 볼 부위의 여드름과 열감이 완화되었으며 소화불량도

없어진 상태임, 아큐시술로 인한 붉은 자국이나 색소침착 부위도 동시에 개선 효과를 나타냄.

사례 15

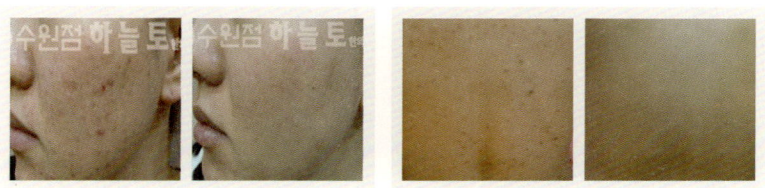

1. **이름** : 박** (여/30대 초반/안양 평촌)

2. **증상** : 내원 당시 몸이 허약하였으며 위염과 변비 증상 있음, 피부과에서 여드름 약을 복용함. 얼굴에 열감과 붉은기가 심하게 나타남, 면포성 및 구진성 여드름과 함께 여드름 자국이나 흉터도 남아 있는 상태임.

3. **치료기간** : 12주 / 여드름 치료 +한방 미세침 필링(여드름 흉터 치료)

4. **치료과정** : 개인맞춤 한약, 수화침, 한방스킨케어, 한방 미세침 필링, 홈케어, 생활관리

5. **치료결과** : 여드름 자국이나 흉터 부분에 대한 고민이 많으셨으나 우선 나타나는 여드름 치료가 우선시 되어 개인맞춤 한약 및 수화침, 한방스킨케어 등으로 여드름이 개선되었으며, 이후 한방 미세침 필링으로 여드름 자국과 피부의 붉은기 개선 치료를 통해 색소침착 개선 효과가 크게 나타남, 더불어 개인맞춤 한약으로 몸 컨디션이

회복되었으며 위염 변비 등의 증상도 개선됨.

사례 16

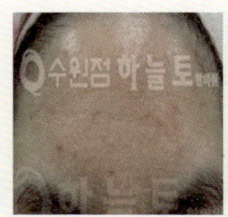 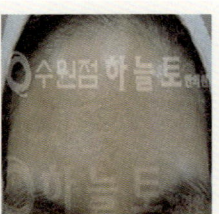

1. **이름** : 신** (여/20대 후반/평택 안중)

2. **증상** : 20대 초반부터 여드름이 났으며 피부과 및 피부관리실에서 치료와 피부관리 받았으나 호전도가 없었다고 함. 내원 당시 피부톤이 전체적으로 어두웠고 특히 이마 부위에 여드름이 주로 나타남. 얼굴에 열감과 생리불순 및 여드름으로 인한 스트레스도 심한 상태임.

3. **치료기간** : 8주 / 여드름 치료 + 미백 관리

4. **치료과정** : 개인맞춤 한약, 수화침, 한방스킨케어, 홈케어, 생활관리

5. **치료결과** : 여드름 2달 치료에 대한 만족도가 크며 여드름 치료와 미백관리를 통해 피부톤이 밝아진 생태로 여드름으로 인한 색소침착 및 자국 등도 동시에 개선됨. 여드름 치료 호전도에 따라 스트레스가 줄었으며 생리불순 증상도 개선됨.

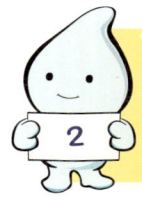
하늘토의 여드름 치료 시스템

1) 내부의 열을 식히고 기의 흐름을 원활히 하는 '수화침 시스템'

하늘토한의원의 여드름 치료법의 핵심은 바로 '수화침 시스템' 입니다. 앞장에서 여드름에 관해 설명한 '토리'가 바로 우리 수화침을 상징하는 캐릭터입니다. 한의학의 꽃인 침을 이용해 여러분의 막힌 기를 뚫어주고 몸속에 쌓여 있는 불순물의 배출을 활발하게 하도록 해 줍니다.

누차 말씀드렸지만 여드름의 근본 원인은 바로 '열'입니다. 이러한 열을 어떻게 잡는가가 근본 치료의 핵심입니다. 내장기관의 불균형으로 인한 열의 발생과 각종 독소를 제거해줘 내장의 직접적 영향을

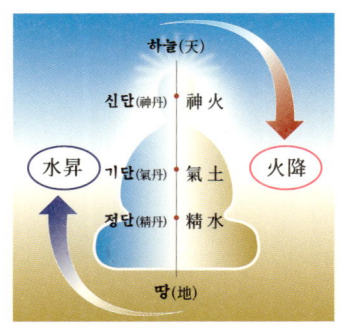

받는 피부를 편안히 해줘야만 여드름의 근본 치료가 가능한 것입니다.

2) 수승화강(水昇火降)을 더욱 활발히 해주는 '수화침 시스템'

수화침은 인체 내부의 수승화강(水昇火降)을 더욱 활발히 해주는 침 치료법입니다. 수승화강(水昇火降)은 기가 흐르는 근본 원리이자 생명활동이 이루어지는 모습입니다. 수승이란 바로 신수(腎水)가 상승하는 것이고 화강이란 바로 심화(心火)가 하강하는 것입니다.

한의학에서는 수승화강(水昇火降)이 잘되어야 음양의 균형이 이루어지고 몸의 생리적 기능이 정상적으로 유지된다고 보았습니다. 곧 하늘에서 태양의 따뜻함(火)은 땅으로 내려가고(降) 물(水)은 수증기가 되어 하늘로 올라가야(昇) 생태계가 유지되는 경우나, 식물의 경우 물은 뿌리와 줄기를 통해 위로 올라가고 태양 빛은 광합성을 통해 뿌리로 내려오는 것과 같은 이치입니다. '잠을 잘 때 머리는 시원하게 하고 발은 따뜻하게 하라'는 말이나 반신욕도 이와 관련이 있는 것입니다. 이러한 이치로 우리 몸의 수의 기운과 화의 기운을 바로잡아주어야 합니다.

하늘토한의원의 수화침 시스템은 수년간의 임상경험과 한의학 서적을 참고하여 인체 내부의 기의 흐름이 수승화강의 원리에 따라 잘 흐를 수 있도록 하는 침 치료법입니다. 따라서 이제부터는 '침으로 여드름을 치료할 수 있을까?' 하는 의심은 접어두시기 바랍니다.

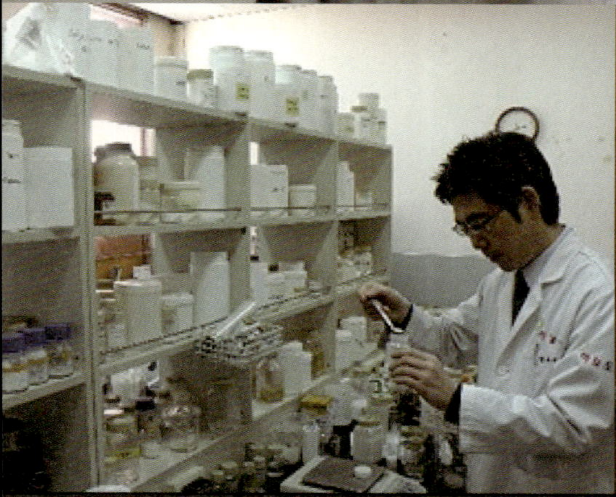

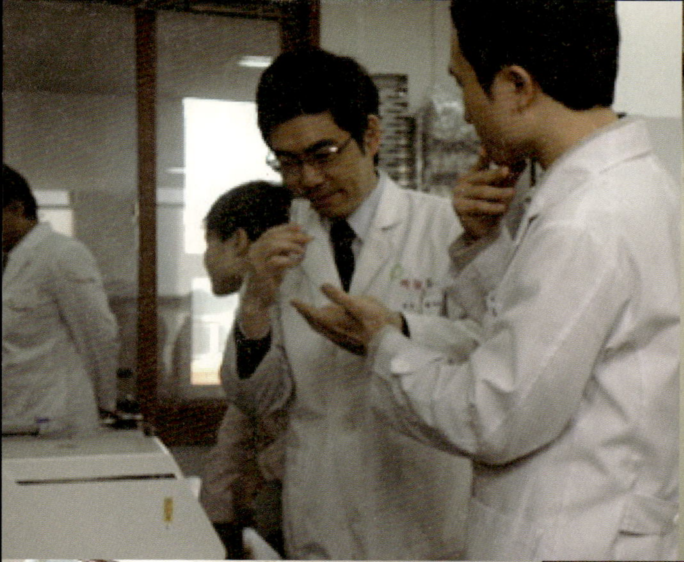

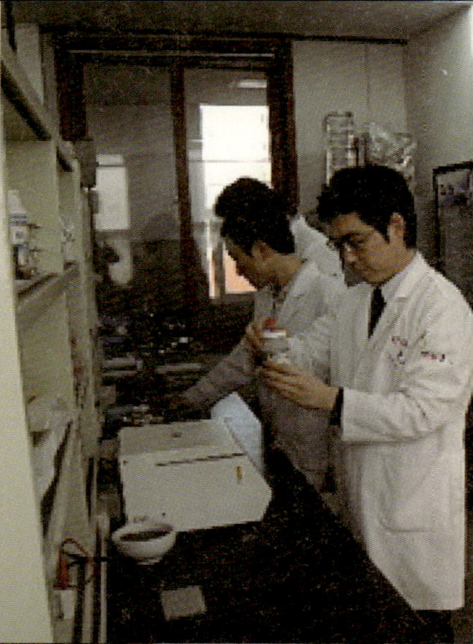

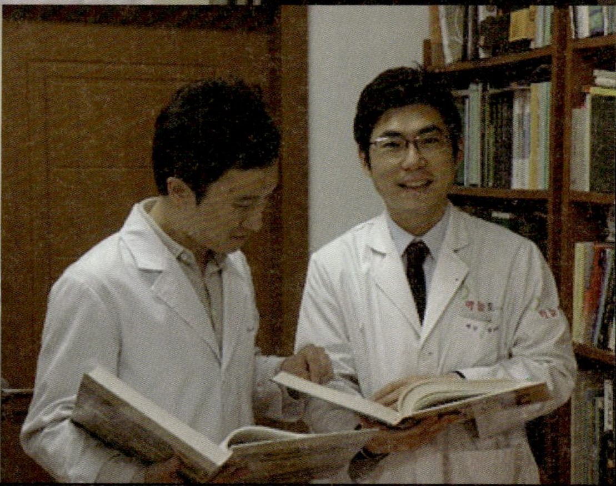

서울대 한방피부연구소에서 전국 네트워크 원장님들과 여드름치료제및화장품 개발중인 정우현 원장님.

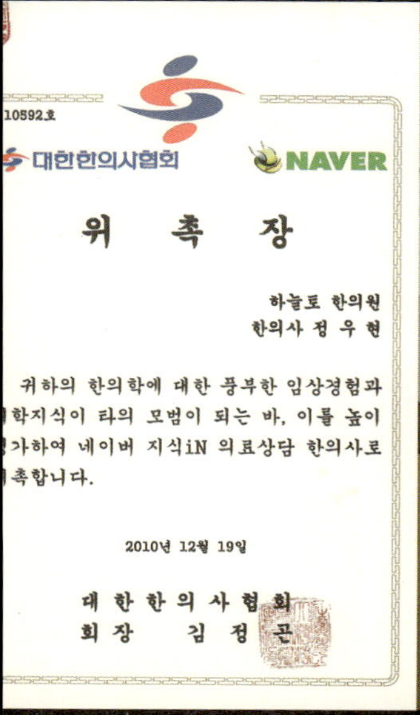

10592호

대한한의사협회 NAVER

위 촉 장

하늘토 한의원
한의사 정 우 현

귀하의 한의학에 대한 풍부한 임상경험과
학지식이 타의 모범이 되는 바, 이를 높이
가하여 네이버 지식iN 의료상담 한의사로
촉합니다.

2010년 12월 19일

대 한 한 의 사 협 회
회 장 김 정 곤

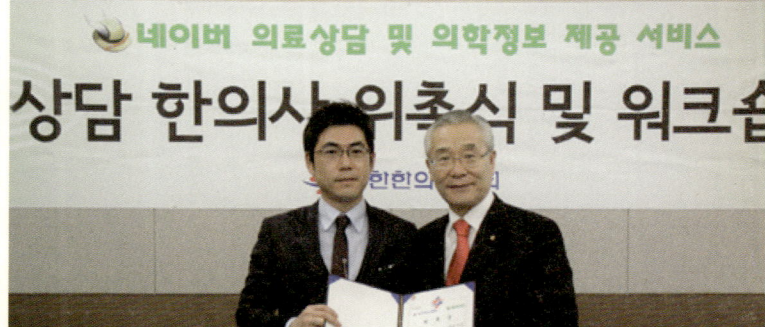

네이버 지식IN 의료상담 한의사로 활동중이신 정우현 원장님

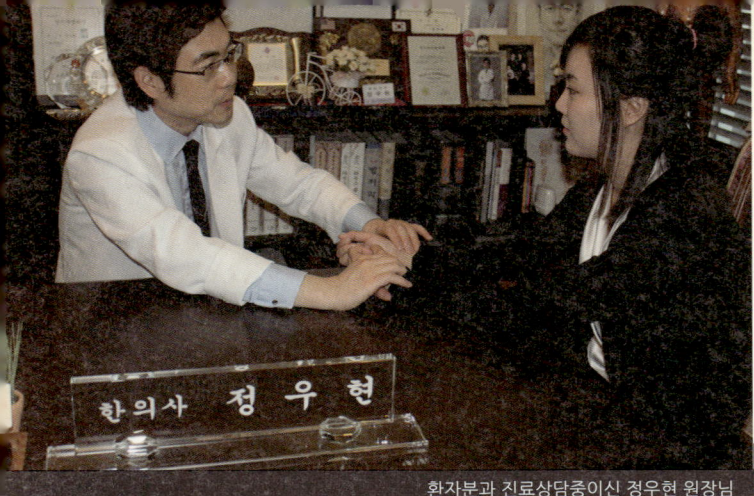

환자분과 진료상담중이신 정우현 원장님

경기도 한의사회 홍보이사 활동중이신 정우현 원...

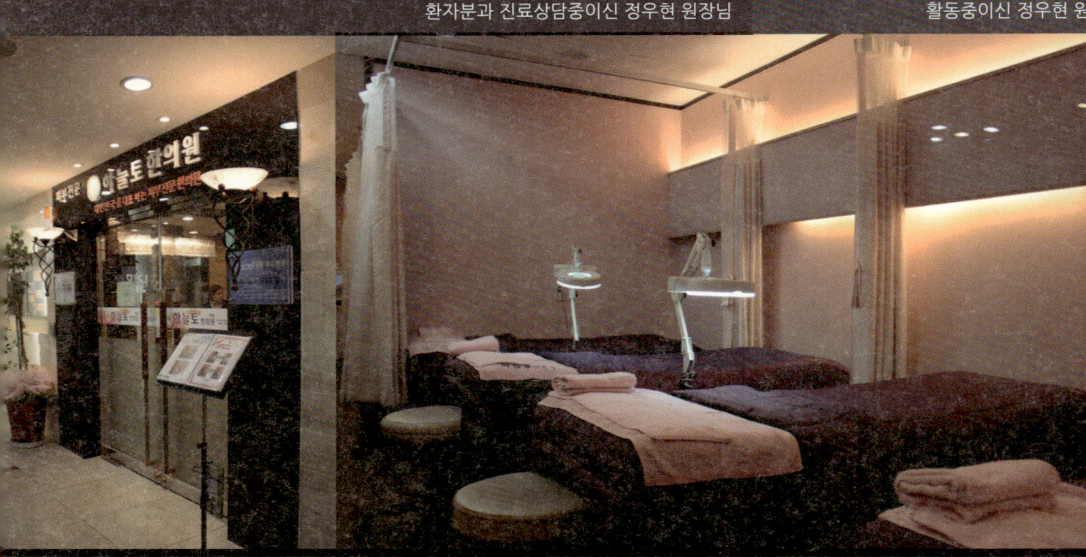

경기도 수원 인계동에 위치하고 있는 하늘토한의원

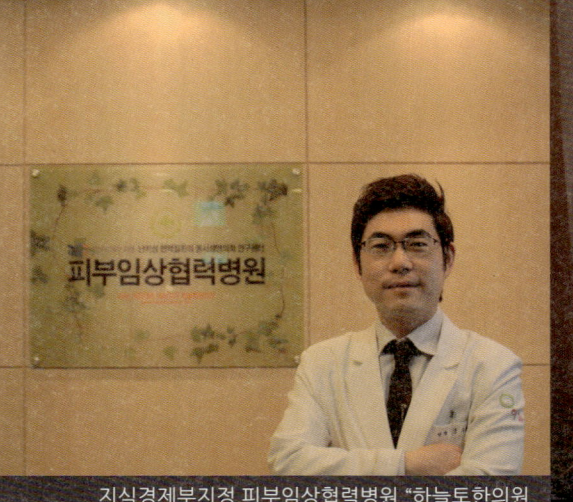

지식경제부지정 피부임상협력병원 "하늘토한의원 [수원본점]에서 대표원장으로 계시는 정우현 원장님

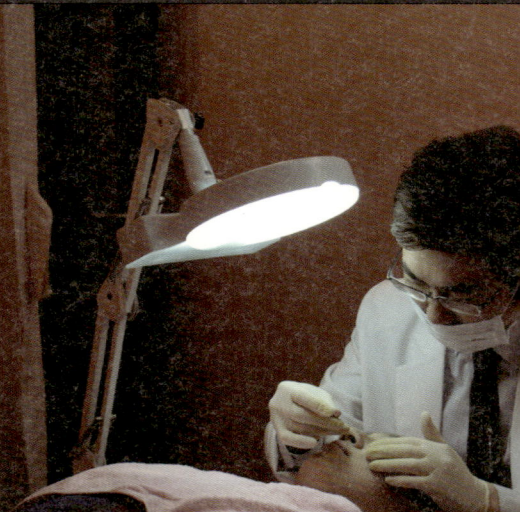

여드름 환자분 치료중이신 정우현 원...

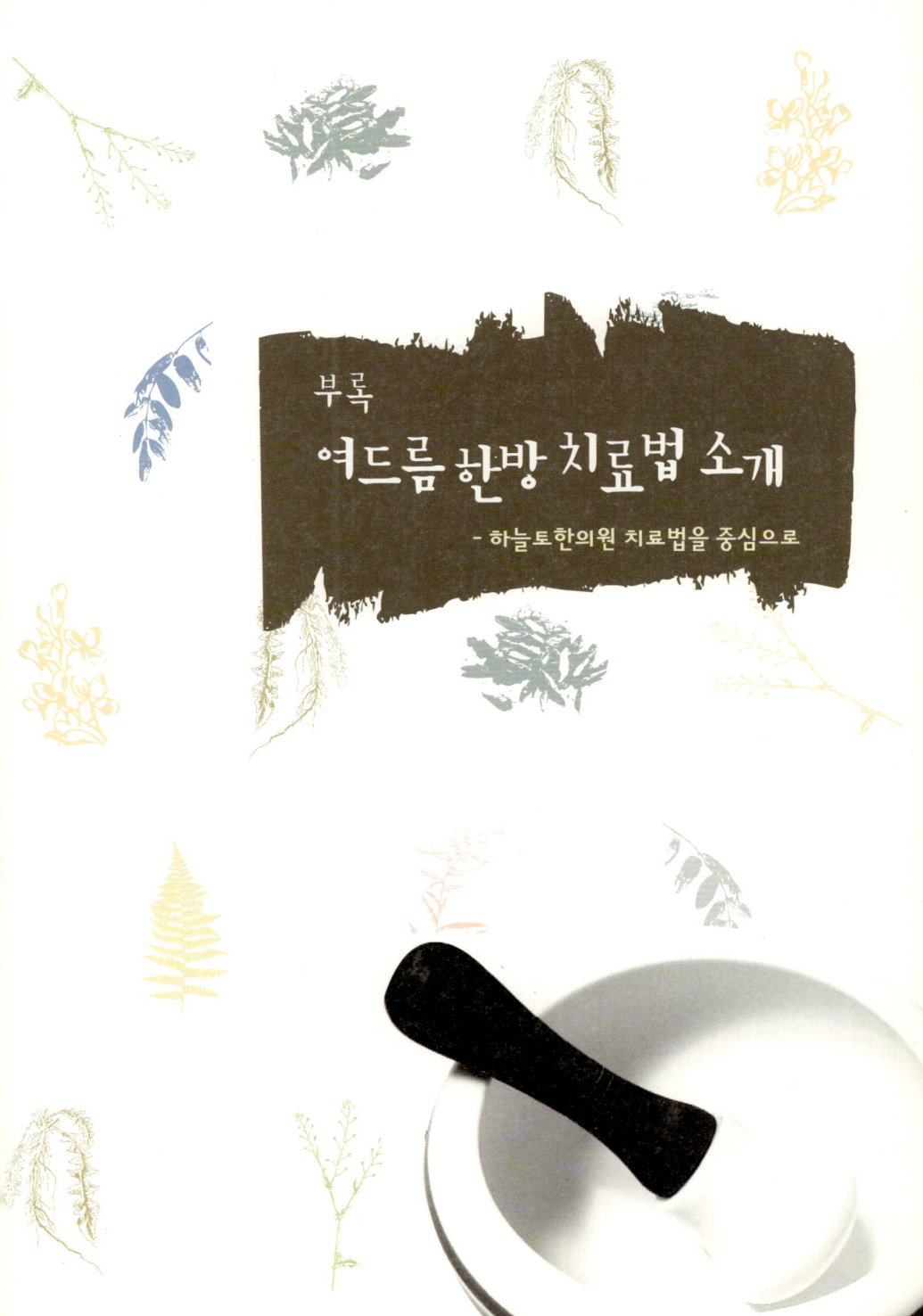

부록
여드름 한방 치료법 소개
- 하늘토한의원 치료법을 중심으로

앞장에서 하늘토한의원의 수화침 캐릭터인 토리가 한의학에서 바라본 여드름의 실체에 대해 설명해 주었습니다. 이 책을 잘 읽은 사람은 아마도 한의학이 결코 신비주의적이고 비과학적인 의학이 아니라는 것을 알게 되었을 것입니다. 이제부터는 한의원에서 여드름을 어떤 방법으로 치료하는지에 대해 설명해 드릴까 합니다.

앞 장에 나온 사진들을 보면 나도 과연 치료에 성공할까 부러운 마음이 들겠지만, 여러분도 하늘토한의원에 방문하여 꾸준히 치료하면 얼마든지 여드름에서 해방되어 깨끗한 피부를 가질 수 있을 것입니다. 용기를 가지십시오.

여드름의 발생원인은 바로 내장 기관의 이상에 의한 열입니다. 쉽게 표현해서 기가 막히고 열 받으면 여드름이 나는 것입니다.

얼굴은 내장을 비쳐주는 거울입니다. 얼굴 피부에 나타나는 증상은 내장에 그 원인이 있어서 신호를 보내는 것입니다. 소화기 장애와 변비는 스트레스와 관련이 높고 혈액순환에 영향을 끼쳐 피부색에도 영향을 줄 수 있고 여드름도 발생시킵니다. 따라서 여드름은 피부뿐만 아니라 내분비적인 면에 주목해서 치료해야 합니다.

한의학에서는 火를 원기적이라 해서 우리 몸의 진기를 해치므로 경계해야 한다고 강조하고 있습니다. 또한 火는 실화(實火)와 허화(虛火)로 나뉩니다. 이로 인한 여드름은 주로

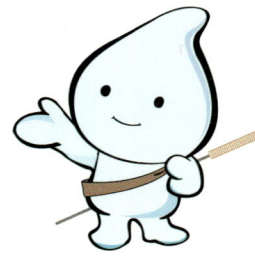

여성들에게 소화 장애, 생리불순 등과 함께 나타나는 경우가 많습니다. 이런 사람들은 대개 손발도 찬 경우가 많아서 무조건 火를 끄기보다는 부족한 장부의 기능을 북돋아 기가 원활하게 잘 순환하여 몸이 따뜻해져야 여드름이 치료되는 것입니다.

무작정 열을 내리는 처방도 여드름 치료에 도움이 되는 건 아니라는 것이지요. 이렇듯 여드름은 개개인의 특징과 체질에 맞춰 꾸준히 치료해야 합니다.

하늘토한의원에서는 수천 년간 이어진 전통 한방 치료법에 수년 동안 자체적으로 연구개발한 하늘토만의 새로운 치료 방법을 접목하여, 복잡하고 재발이 잘 되는 여드름을 아주 효과적으로 치료하고 있습니다.

개인별 특성과 체질에 맞는 한약재 및 침술법을 이용하여 아주 심한 염증성 여드름뿐만 아니라 더 나아가 몸속의 내장까지 건강하게 하는 근본치료를 해 줍니다. 여드름 흉터 또한 피부의 자생력을 자극시키는 침술법과 순수 생약 성분의 한방 케어를 통해 새살이 돋도록 하여 깨끗한 피부를 갖도록 해줍니다.

🍎 자, 이제 더 새롭고 과학적인 하늘토한의원의 여드름 치료법을 경험해 보도록 합시다.

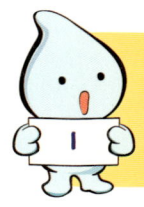
하늘토의 여드름 치료 프로그램

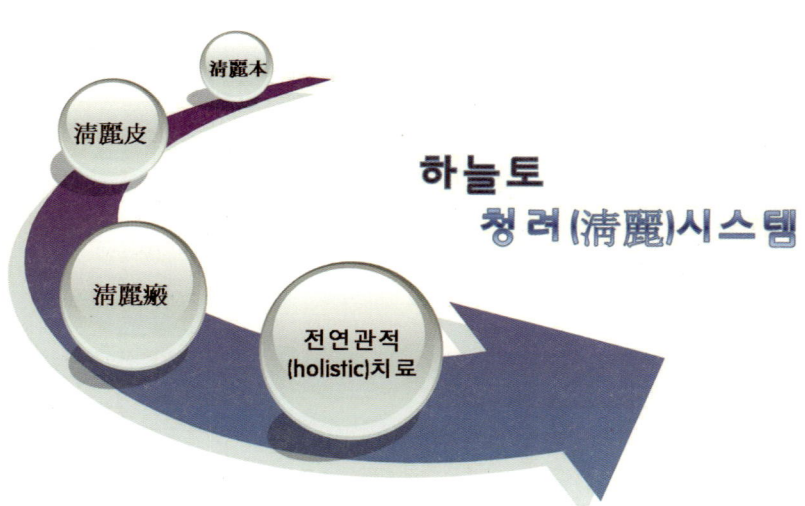

하늘토한의원에서는 시술하는 청려(淸麗)시스템은 여드름 치료의 근본이 되는 몸 상태 개선을 위한 청려본(淸麗本) : 한약치료, 직접 피부에 적용하는 청려피(淸麗皮) : 피부치료, 여드름 개선 후 흉터 및 자국을 개선을 위한 청려반(淸麗瘢) : 피부재생 및 피부정화의 3단계로 이루어진 전연관적

치료입니다.

모든 치료 과정 전에는 개인마다 나타나는 여드름 원인을 분석하기 위한 검진 시스템이 이루어 지며 스트레스 지수 및 피로도 지수 검사, 맥파 검사, 피부 진단 검사, 진맥 등의 과정을 통해 여드름 발생 원인을 분석합니다. 여드름은 내부적인 요인 및 외부적인 요인 등으로 발생되기 때문에 검사를 통한 내부적인 요인을 분석하고 설문지를 통하여 생활 습관이나 식습관 등에 의한 외부적인 요인도 동시에 분석하게 되며, 이는 정확한 진단과 치료 방법을 찾기 위한 기초 작업의 검진 시스템입니다.

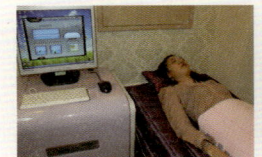 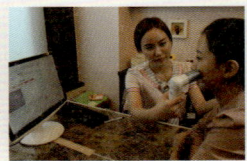 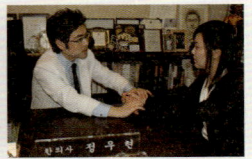

1. 청려본(靑藜本) 치료 시스템

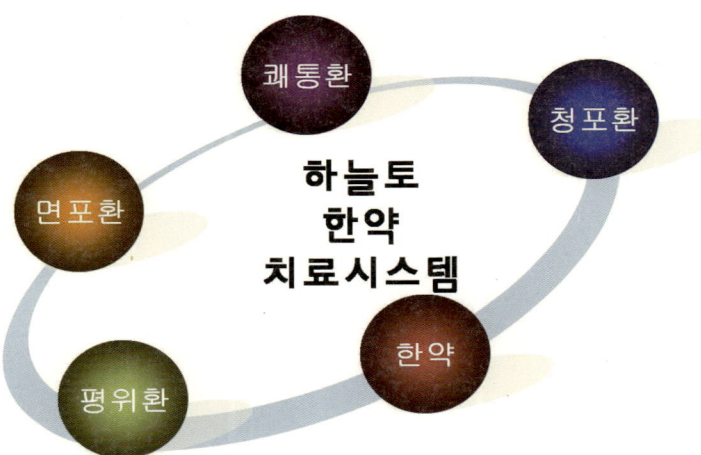

청려본(淸麗本) 치료는 여드름의 원인을 망진(望診), 문진(문(聞)診), 문진(問診), 절진(切診) 및 맥진(脈診) 등의 다양한 진단법을 통해 분석하고 이를 바탕으로 각각의 체질별 한약을 처방합니다. 체질에 따른 한약은 몸속의 기운을 북돋아 주고 막힌 기를 뚫어줄 뿐만 아니라 개개인의 불균형한 몸 상태를 정상화시켜 여드름의 근본 원인을 치료해 줍니다.

또한 약해진 내부 장부를 다스려주며 체내의 독소를 제거하여 전신의 기혈 순환을 원활하게 해주는 순수 한방 생약으로 처방되어 약물에 의한 부작용이 없습니다.

여드름은 열 때문에 생기는 증상입니다. 하지만 이 열이라는 것을 절대적인 개념이 아니라 상대적인 개념으로 이해해야 합니다. 열이 상부에 몰리는 동안 몸의 하부에는 차가운 기운이 쌓이게 됩니다. 보통 임상적으로 열이 생기는 근본 장부가 어디냐에 따라서 어떤 처방을 사용하는 지가 달라집니다. 따라서 하늘토한의원의 한약치료는 1:1 개인맞춤 한약으로 치료주기에 따라 한약이 처방되어 몸 상태 변화에 따라 효과적으로 적용됩니다.

면포환	오장육부 기능 개선, 피부를 맑게 하고 기혈 흐름 정상화
청포환	폐열(탁한기운)의 독소 배출
쾌통환	장열독(장기능 항진, 소화기 기능 개선)
평위환	위냉독(위장기능개선)

이는 하늘토 의료진이 수년간 연구하여 만들어낸 처방으로, 탕약을 복용하기 전에 혹은 탕약 복용과 동시에 복용할 때 한약의 치료 효과를 상승시킵니다.

환약은 상태에 따라 1~2주 정도 복용하게 되며, 초진 시에 각종 검진과 진단을 바탕으로 처방이 준비되며 치료 시작 1~2주 후부터는 탕약과 환약을 동시에 복용하게 됩니다.

2. 청려피(淸麗皮) 치료 시스템

1) 수화침

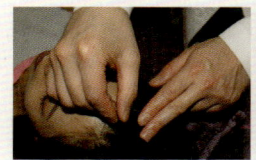 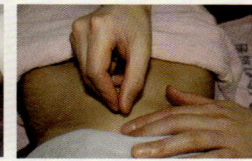 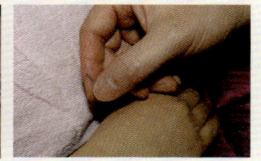

2) 한방 메디컬 스킨케어

여드름은 한약 및 생활관리 등을 통해 몸 속의 조화와 균형을 찾는 치료 이외에 피부에 직접적으로 작용하여 여드름 씨를 추출하고 염증을 가라앉히며 진정·재생시키는 피부 관리 또한 중요합니다. 하늘토한의원에서는 1:1 맨투맨 한방스킨케어를 통해 내부적인 치료와 동시에 외부적인 치료를 하여 효과를 상승시킬 수 있도록 합니다.

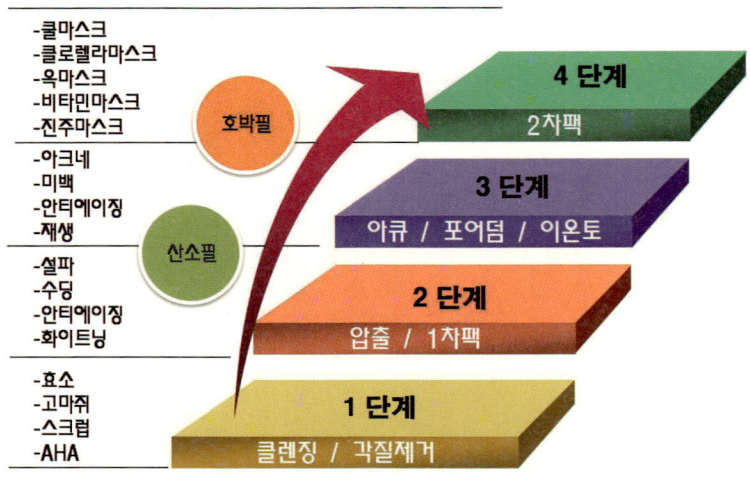

- 1단계 : 클렌징 / 각질제거

  피부의 메이크업과 피부 속 노폐물 제거 및 각질 제거 단계

  토너 정리

- 2단계 : 압출 / 1차팩

  여드름 압출 및 피부 타입에 따른 1차팩 도포

> ● 아큐(차침)테라피
> 하늘토한의원이 개발한 생약추출물인 AQ약침액을 여드름의 염증 부위에 도포하면서 차침시술로 피부에 만든 미세한 구멍으로 AQ약침액을 주입 – 피부 진피층을 자극하여 열독을 배출하여 염증을 진정시키는 치료

AQ 약침액 종류	환자의 염증상태와 피부타입에 따라 선택적으로 활용
청열약침	피부에 혈분(血分)의 열독(熱毒)을 내려주어 염증을 가라앉히게 하는 약침
배농약침	물(水)이 부족하여 열이 뜨는 원인으로 발생하는 염증을 진정시키는 약침
생기약침	피부의 재생력의 약화로 염증이 지속되는 경우에 염증부위의 진피층 세포 증식을 촉진하여 염증부위의 약해진 조직과 혈관의 상처치유를 촉진하는 약침(피부 상처를 아물게 하는 기능)
생육해독약침	여드름염증 치료와 더불어 피부 진피층을 자극해 피부 속에 쌓인 염증 열독과 노폐물을 최대한 배출 시키는 치료로 피지 분비를 정상화시키고 피부속이 해독되어 안색이 탁한 부분이 맑아지게 하는 약침

● 청려 결침(潔針) 시스템
  – 아크네, 미백, 안티에이징, 재생을 위한 아큐(차침) 시술
– 차침(MTS/DTS)+청려결(潔) 정안침+청려결(潔)재생침+생육안면활(活)침
– 피부 진피층 재생 촉진과 피부속의 기 흐름 활성화
– 청려 결침 : 친 인화적인 Peptide 및 비타민과 초임계 추출법으로 고농축 시킨 장뇌삼, 녹용 등의 한방성분을 배합

차침을 통해 피부 진피층을 자극해 콜라겐을 활성화시켜 피부노화 방지(산성화방지) 및 색소 잡티 제거에 효험이 있는 성장촉진인자를 진피층으로 침투시키며, 청려결(潔)정안침, 청려결(潔)재생침을 통해 처진 진피층을 채워 올려서 피부탄력과 주름 개선 및 안색이 개선에 효과적입니다.

- 4단계 : 2차팩

피부타입에 따른 쿨 마스크, 클로렐라 마스크, 옥 마스크, 비타민

마스크, 진주 마스크 적용 + 얼음 마스크

● 청려피(淸麗皮) 화인테라피

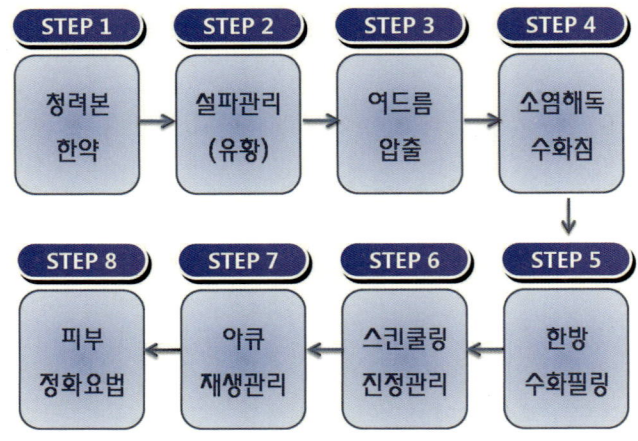

● 청려피(淸麗皮) 재생 포어덤테라피

　포어덤(porederm)은 전기천공법(이하 Electroporation)의 원리를 이용하여 피부에 유효한 약물을 바늘 없이 피부에 직접 투여하는 장치입니다. Electoporation은 일정 분자량(40,000 Dalton 이하)을 가진 물질들을 세포막을 통하여 투과시키는 방법으로 세포의 생물학적 구조와 기능을 변화시키지 않으면서 살아있는 세포 내에 DNA뿐 아니라 여러 종류의 외부 물질을 전달시킬 수 있는 비화학적 방법으로 이용되고 있습니다. 하늘토한의원에서는 포어덤테라피를 통해 피부 자극은 없으면서 치료에 효과적인 유효성분 흡수를 높여 여드름 치료와 스킨케어가 동시에 이루어질 수 있도록 합니다.

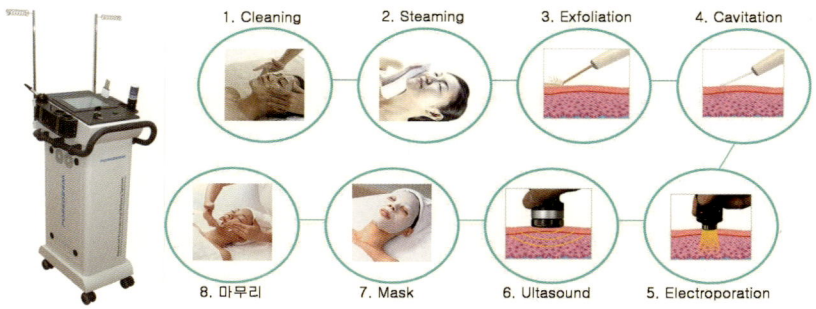

● 청려피(淸麗皮) 진정 포어덤테라피(SKIN COOL)

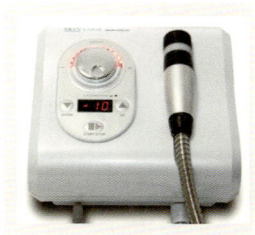

진정 포어덤테라피는 전기천공법(이하 Electroporation)의 원리를 이용하여 피부에 유효한 약물을 침투시키면서 쿨링 시스템(-10℃)이 추가되어 자극 받은 피부를 진정시킬 수 있는 기기입니다. 차침 또는 아큐, 필링 등을 통해 피부가 자극받아 붉어질 때 사용할 수 있습니다.

● 청려피(淸麗皮) 골드 메디컬 스케일링

한방 스케일링은 유기농 한약 발효 추출물, 한약재, 해초, 발효액 등으로 구성된 인체친화적인 유기농 성분으로 피부 타입에 맞게 배합해서 각질의 탈락을 용이하게 하여 여드름 압출이 용이한 피부 상태로 만들어 주며, 한방 재생 약물의 침투를 촉진시켜 피지분비가 많은 화농성 피부나 면포성(좁쌀) 여드름 치료에 병행하면 만족도가 높은 시술입니다.

● 청려피(淸麗皮) 호박필

　호박필은 천연 호박을 발효시켜 발효된 효소들이 각질을 제거하고 천연 살리실산 성분들이 과도한 각질과 피지를 제거합니다. 또 천연 비타민 A 유도체(Retin-A의 일종)의 각질 탈락 및 진피층 재생, 강력한 수분 공급으로 미세 순환을 촉진시킵니다.

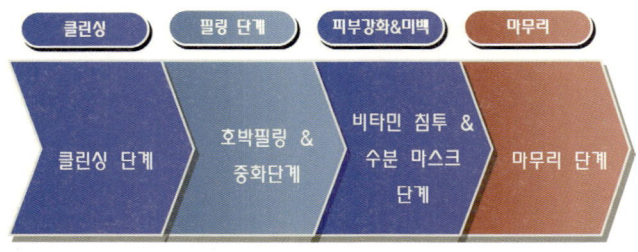

● 청려피(淸麗皮) 산소필

　산소필은 GA와 복합 AHAs에 의한 안전한 천연필로 피부 전체에 고루 분산되어 자극없이 필링을 극대화시키고 활성 비타민C(L-Ascorbic Acid)가 대량으로 주입되어 피부전체를 채워줍니다. 또한 산소공급으로 비타민C와 미백성분들의 침투작용과 활성작용이 증폭되어 여드름 박테리아도 살균시켜 여드름관리와 자국제거에 효과적입니다.

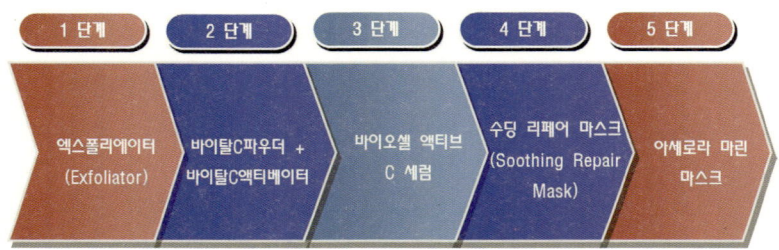

● 청려피(淸麗皮) 수화필

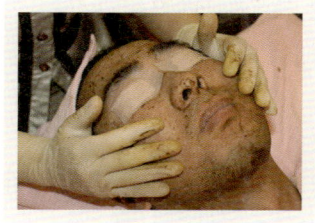

청려피(淸麗皮) 수화필은 FCR 시술로 미네랄 성분이 풍부한 산호칼슘 성분의 100㎛ Fractional Prickle 이 진피 상피층까지 침투하면서 혈액 순환을 활성화시키고 Epidermal Cell의 분열을 촉진하여 두꺼워진 각질 때문에 상대적으로 얇아졌던 피부층을 두텁게 할 뿐만 아니라 표피층과 모공내에 쌓여서 탈락되지 않는 각질들을 제거시켜줌으로써 세포 주기를 가속화 시켜줍니다.

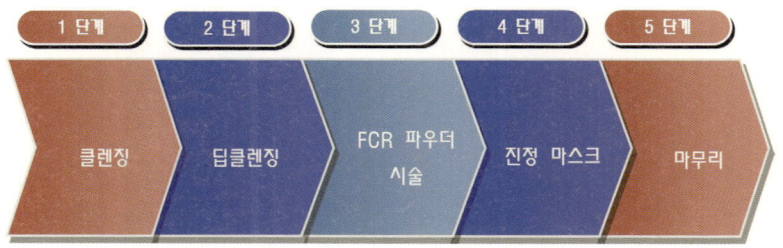

FCR 효능
- 혈액 순환 촉진
- 표피(유극층)와 진피의 세포 재생
- 유극층 Odland Body와 Lamella Body 생성
- Odland Body 증가로 각질 제거 효소 증가, 각질의 탈락 유도
- 각질 탈락 주기를 일시적으로 3~5일로 단축시킴으로써 세포 분화 촉진

5) 청려(自家) 관리 홈케어

여드름 치료는 내부적인 치료와 외부적인 치료가 중요하며, 더불어 여드름 치료에 있어서 큰 영향을 줄 수 있는 부분이 홈케어입니다.

하늘토 수화후 홈케어
- 무화학 자연주의 제품
- 천연 한방 원료
- 유기농 제품
- 항산화, 항염증, 세포재생기능

홈케어는 치료가 진행되거나 치료를 끝낼 때에도 꾸준히 지속적으로 관리가 필요한 부분입니다. 아침, 저녁으로 모든 사람들이 얼굴에 바르는 것이 화장품입니다. 화장품의 선택은 전문가의 조언이나 개인적 취향 등으로 선택하게 되는데, 여드름 피부라면 화장품 선택에 신중해야 한다는 것은 누구나 알고 있는 사실입니다. 하늘토한의원 연구진이 수년간의 연구 끝에 개발한 순수 천연 생약 성분과 최첨단 바이오 생명공학으로 식물에서 추출한 최고의 항노화 성분이 결합된 여드름 전문 화장품인 '수화후(秀花厚)'는 각종 항생제나 스테로이드제, 보존제 등이 들어 있지 않아 누적된 연고 사용으로 인한 피부염의 고착화나 내성, 중단 시의 리바운드 현상 등의 부작용이 없습니다. 하늘토한의원 의료진이 엄선한 한약추출 성분과 식물, 히아룬산, 콜라겐, 태반, 비타민C, EGF 등이 피부조직의 기혈순환을 활성화 시켜 노폐물 배출을 도와 여드름 발생을 효과적으로 예방해 줍니다. 피부 상태와 여드름 염증 상태에 따라 배합비율과 사용량이 맞춤식으로 적용됩니다.

수화후 ACC 시스템의 3단계 프로그램

1
- 항염 작용
- 항균 작용
- 여드름 살균
- 트러블 완화

2
- 피지분비 정상화
- 모공관리
- 진정, 보습 증대
- 재생, 탄력 증대

3
- 피부 안색 정화
- 피부세포 재생촉진
- 혈액순환 촉진
- 피부 영양 공급

● 청려(自家) 관리
 차침을 통해 피부 진피층을 자극해 콜라겐을 활성화시켜 피부노화 방지(산성화방지) 및 색소 잡티 제거에 효험이 있는 성장촉진인자를 진피층으로 침투시키며, 청려결(潔)정안침, 청려결(潔)재생침을 통해 처진 진피층을 채워 올려서 피부탄력과 주름 개선 및 안색이 개선에 효과적입니다.

1. 세안
 꼼꼼히 세안을 하되 피부타입에 맞는 세안제로 자극을 최소화하여 문지르지 않고 세안합니다.

2. 딥클렌징
피부 타입에 따라 주 1회 딥클린징을 해줍니다.

3. 수면
충분한 수면을 취합니다. 여드름이 갑자기 올라오거나 안색이 어두어지면 더욱더 충분한 수면을 취해야 합니다.

4. 음식
신선한 과일이나 야채 그리고 물을 자주 섭취해 주며 소화에 지장을 주는 음식, 자극적이거나 밀가루 음식, 기름진 음식은 피합니다.

5. 토너사용과 보습, 영양공급
하늘토 수화후 토너는 저자극 재생 유기농 제품으로 진정과 재생 탄력 증강 효과가 탁월합니다.
토너는 보습작용이 뛰어나면서 트러블을 일으키지 않는 것을 선택하여야 합니다.
시술 후나 여드름으로 손상 받은 피부는 진정과 보습 적절한 영양이 공급 되어야 맑은 안색을 유지하고 항노화 효과가 있습니다.

6. 여드름 스팟
여드름이 생길 가능성이 높은 피부라면 수화후 홈케어 중 화인을 준비해 두고 트러블이 생긴 경우에는 손으로 건드리지 말고 스팟으로 진정을 시킵니다.

7. 화장
화장은 피부 호흡을 방해 하므로 너무 두껍게 하지 않으며 여드름 전용 화장품을 사용하는 것이 좋습니다.
그리고 자외선 차단제를 꼭 사용해야 합니다.

- 하늘토한의원 홈케어 특징 -

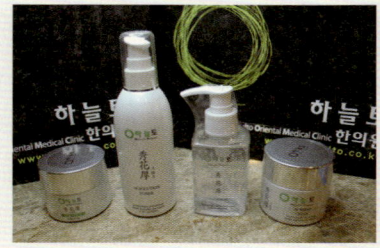
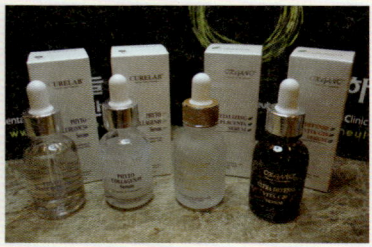

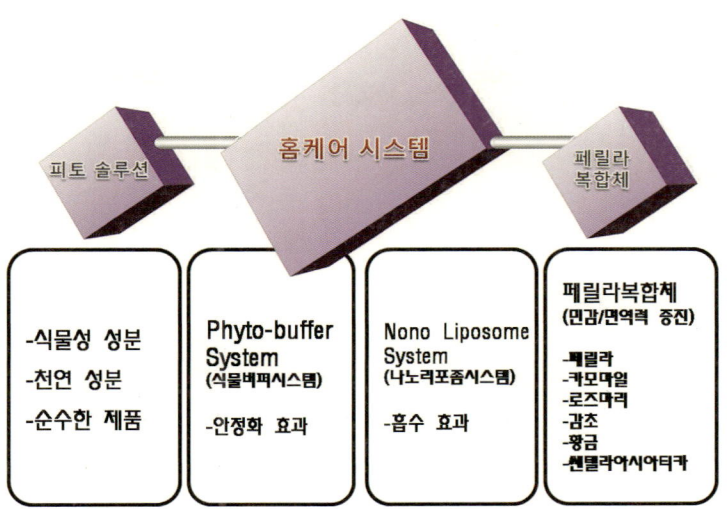

- 하늘토한의원에서 제안하는 여드름 피부 홈케어 -
  - 아침 : 수화후 토너 – 아이크림 – 히아루로닉 – 노아 – 리페어
  - 저녁 : 수화후 토너 – 아이크림 – 비타민 – 히아루로닉 – 노아
  - 주 2~3회 : 화인테라피 (화인 +노아)

6) 생활습관교정

여드름은 단시간 내에 치료되는 질환이 아니라 최소 수개월의 꾸준한 치료와 관리가 필요한 질환입니다. 하늘토한의원에서는 직접적인 치료하는 방법 이외에 여드름을 완화시키는 여러 가지 생활습관 교정을 통하여 더 빠른 치료를 가능케합니다.

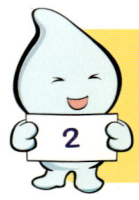

하늘토만의 여드름 한약 처방법

여드름은 열 때문에 생기는 증상입니다. 하지만 이 열이라는 것을 절대적인 개념이 아니라 상대적인 개념으로 이해해야 합니다. 열이 상부에 몰리는 동안 몸의 하부에는 차가운 기운이 쌓이게 됩니다. 보통 임상적으로 열이 생기는 근본 장부가 어디냐에 따라서 어떤 처방을 사용하는지가 달라집니다. 따라서 하늘토 한약은 개개인별로 문제가 생기는 장부를 파악하여 개별 처방을 합니다.

처음에 오셔서 치료를 받으실 때는 우선 환약을 처방해 드립니다. 환약은 체내에 독소를 빼내주고 기혈의 흐름을 좋게 만들어주는 처방으로 각각 소화기계, 자궁 및 비뇨 생식기계, 대장계 등 우선적으로 독소를 제거해야 하는 부분에 작용하게 됩니다.

각각 청포환(소화기계), 쾌통환(대장계), 면포환(자궁 및 비뇨 생식기계)으로 이름이 지어져 있습니다.

이는 하늘토 의료진이 수년간 연구하여 만들어낸 처방으로, 탕약을 복용하기 전에 혹은 탕약 복용과 동시에 드시게 되면 근본 치료를 하는 데 큰 도움이 됩니다.

환약은 상태에 따라서 1~2주 정도 복용을 하시게 되며 초진 시에 각종 검진과 진단을 바탕으로 처방이 준비되며 치료 시작 1~2주 후부터는 탕약과 환약을 동시에 복용하시게 됩니다.

TIP 치료 중 주의해야 할 여드름 피부 관리

🌱 올바른 세안

클렌징 방법을 숙지하여 절대로 피부에 자극이 가지 않는 방법으로 하루에 2회 정도 세안을 하셔야 합니다. 강한 클렌징은 여드름을 악화시킨다는 것 명심하세요.

🌱 자외선

자외선을 피하셔야 합니다. 자외선을 많이 받으면 여드름 부위에 색소침착이 남을 가능성이 있습니다.

🌱 술, 담배

술, 담배는 혈액순환에 장애를 가져와 여드름을 악화시킵니다. 특히 술은 열과 직접적인 관계가 있으니 피하십시오.

🌱 화장법

화장은 가볍게 하는 것이 좋습니다. 두터운 화장은 모공을 더욱더 막을 가능성이 있고 또한 클렌징 시에 더 많은 자극이 가해질 가능성이 높기 때문에 화장은 가볍게 하시는 것이 좋습니다.

😊 식생활

식생활의 변혁이 필요합니다. 인스턴트, 가공식품, 기름기 많은 음식은 여드름을 더욱 악화 시킵니다. GI·GL수치가 낮은 채소류 등의 섭취가 중요합니다.

😊 스트레스

스트레스는 여드름을 악화시키는 요소 중 하나입니다. 강한 스트레스 후에 여드름이 커지는 현상을 많이 경험하셨을 겁니다. 자기만의 스트레스 해소 방법을 하나쯤 가지고 계시는 것도 좋겠지요.

😊 여드름, 건드리면 안 돼요

여드름은 절대로 혼자 짜면 안 됩니다. 감염의 우려뿐만 아니라 차후에 여드름 자국, 여드름 흉터로 발전할 가능성이 있기 때문입니다.

😊 심한 운동

안면에 홍조가 발생할 수 있을 정도의 무리한 운동은 삼가셔야 합니다. 우선 안면부의 열은 여드름을 악화시킬 가능성이 높고, 땀이 많이 날 경우는 오히려 박테리아의 증식을 도와주는 형국이 됩니다. 또한 수영 같은 운동을 하시면 얼굴을 자주 문지르게 되므로 여드름이 있으신 분들은 주의하세요.

열을 피하세요

열이 많이 나는 사우나는 당연히 금하여야겠지요. 그리고 매운 음식도 열을 발생시키므로 삼가는 게 좋습니다.

충분한 숙면

충분한 숙면을 취하시는 것이 좋습니다. 불규칙한 수면 습관은 몸의 호르몬 대사의 변화를 가져올 수 있을 뿐더러 건강을 해치게 되므로 규칙적인 수면 습관이 중요합니다.

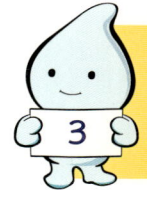

3 하늘토의 여드름 흉터 치료 청려 - 활침(活針) 시스템

청려-활침(活針) 시스템

청려-활침(活針) 시스템은 여드름 흉터와 자국 및 튼살 등의 흉터를 제거하는 하늘토의 흉터 치료 시스템으로 여드름 치료 후 나타나는 색소침착이나 손상되거나 위축된 피부 조직을 재생시켜 피부 안색을 맑게 하고 흉터로 인한 피부가 함몰되어 위축된 피부진피층의 재생을 활성화 하여 여드름 자국, 흉터, 모공과 같은 진피층 손상을 복구하는 진피 활성화 피부재생 치료 시스템입니다.

활침 시스템은 피부표면에서 진피층까지 미세하게 침자극을 통하여 표피에서 진피층까지 만들어진 수 만개의 구멍이 약물이 전달되는 채널을 만듭니다. 이 채널을 통해 피부 타입에 맞게 흉터 재생과 미백, 모공 축소 등 목적에 맞는 재생인자를 피부 진피층까지 도달하게 하여 피부 표면을 깨끗하고 탄력 있게 하는 효과가 있습니다.

표피와 진피의 손상 없이 진피층의 콜라겐과 엘라스틴 등의 탄력섬유를 자극하여 재생을 촉진하는 것으로 하늘토한의원에서는 여드름 흉터 치료를 위한 차침(MTS), 구궁침(STR), 스마트차침, AMTS, 수화필 등의 시술이 행해집니다.

● 청려-활침(活針) 시스템 종류

차침(MTS)	도르래 모양의 침으로 수직적인 자극과 차침이 굴러갈 때 생기는 수직적인 자극이 합쳐져 진피층의 재생을 극대화시키며, 흉터의 정도와 여드름 자국의 색소 정도를 판단하여 약물 선택 후 침투시킨다. 여드름 흉터 재생 뿐만 아니라 피부안색정화, 모공축소, 주름개선 등에도 효과적이다.
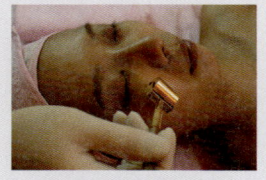	
구궁침(STR)	흉터 내부의 섬유조직을 끊어 재생을 촉진 시키는 것으로 여드름 흉터 부위를 하나씩하나씩 시술하며, 특히 치료가 힘든 송곳형, 박스형 등의 흉터 및 깊은 흉터 시술에 치료효과가 크다.
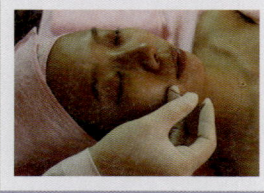	
스마트차침	전자동식의 메조테라피 장비로 전기에 의한 강력한 진동으로 피부에 침투하여 진피층의 콜라겐과 엘라스틴을 자연스럽게 자극시키고 재생시키며, 진동 스템핑 기능은 약물의 침투 효과를 극대화함으로써 시술효과를 극대화 시킬 뿐만 아니라 통증을 최소화한다.
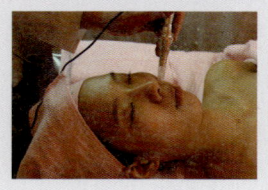	

AMTS	작은 흉터 부위나 일정 부위의 흉터 부위에 집중하여 시술할 수 있는 방법으로 통증이 적고, 차침과 같은 피부자극을 통해 재생을 촉진시킨다. 시술속도가 빠르며 피부 치료 목적에 따라 약물을 침투시켜 피부 흉터 재생 및 잔주름 개선 등의 효과가 있다.
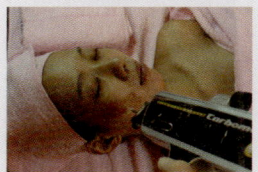	
수화필	미네랄 성분이 풍부한 산호칼슘 성분의 100㎛ Fractional Prickle이 진피 상피층까지 침투하면서 혈액 순환을 활성화시키고 Epidermal Cell의 분열을 촉진하여 두꺼워진 각질 때문에 상대적으로 얇아졌던 피부층을 두껍게 할 뿐만 아니라 표피층과 모공내에 쌓여서 탈락되지 않는 각질들을 제거시켜줌으로써 세포주기를 가속화 시켜 피부재생을 촉진시킨다. 특히 여드름자국이나 거친 피부 등에 효과적이다.
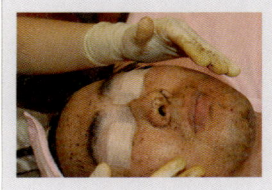	

여드름이 발생했을 때 여드름을 손톱으로 뜯거나, 억지로 짜내거나, 오염된 손으로 만져서 염증이 생기거나, 여드름 자체가 심한 염증성 여드름으로 발전하게 되면 흉터나 여드름 자국이 남습니다.

하지만 인체에는 재생력이 있습니다. 어느 정도 피부 조직이 떨어져 나가더라도 인체에는 스스로 재생할 수 있는 능력이 있기 때문에 손상된 조직, 떨어진 조직들이 다시 원상태로 돌아오는 힘이 있습니다.

그러나, 만일 새로운 피부를 만들기 위한 자원(콜라겐, 엘라스틴)을 이용하여 새로운 피부로 만들기 위한 일꾼(혈액)이 부족하다면 새로운 피부를 만들지 못하고 흉터가 생기게 됩니다.

치료를 할 때도 마찬가지입니다. 여드름 흉터에 여러 가지 자극을 주어서 피부가 재생이 되도록 유도를 하는데 새로운 피부를 만들 자원이나 일꾼이 부족하다면 절대로 피부가 재생되지 않습니다. 반대로 몸이 건강한 사람이 흉터 치료를 하게 되면, 더 빠른 회복력을 보입니다.

하늘토에서는 한약을 복용하고 재생 관리를 해서 일꾼을 공급해 주고 '차침'을 이용하여 피부를 자극, 피부가 새로이 재생되도록 하는 침법을 사용합니다. 또한 보다 깊은 흉터를 없애기 위해 '구궁침'을 사용합니다.

여드름은 없어지고 난 뒤에도 피부에 흔적을 남겨 놓아 환자를 괴롭힙니다. 보기 흉한 여드름 자국과 흉터는 건강한 사회생활을 하는 데 매우 좋지 않은 영향을 끼칩니다. 벌겋고 거무죽죽한 여드름 흔적과 움푹 팬 여드름 흉터를 이제 하늘토의 흉터 치료 시스템으로 한번 치료해보십시오.

1) 치료 원리 - 구궁침 시스템을 이용한 치료

여드름 자국과 흉터 치료의 핵심이 되는 차침은 주로 MTS라고 불리는데, 이것은 도르래 모양의 침으로 이미 오래전부터 피부 질환 치료에 애용되었던 침입니다. 수직적인 자극을 통해 진피층을 재생시키는 일반 레이저 치료와는 차별되게, 수직적인 자극과 차침이 굴러갈 때 생기는 수평적인 자극이 합쳐져 진피층의 재생을 극대화시키며, 흉터의 정도와 여드름 자국의 색소 정도를 판단하여 그에 맞는 약물을 침투시킴으로 인해 빠른 속도의 재생력과 피부 미백 효과를 얻을 수 있는 장점이 있습니다.

또한 하늘토한의원만의 구궁침 시술은 흉터가 깊어 차침으로 효과를 얻기 어려운 부분에 대해 집중적인 자극을 가하여 보다 빠르고 보다 효과적으로 흉터가 치유될 수 있도록 해줍니다.

이렇게 차침과 구궁침의 각각의 역할이 합쳐져 시너지 반응이 생기고 이로 인해 보다 효과적으로 치료가 됩니다.

2) 차침

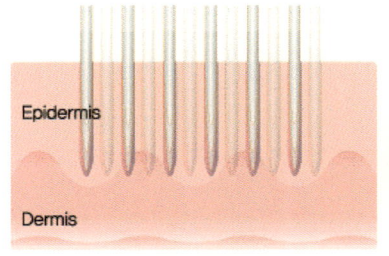
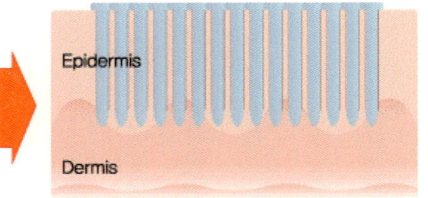

고속 진동으로 짧은 순간에 여러번의 스탬핑을 하게 되어 매끄럽고 촘촘한 미세 홀이 생성된다.

고속진동으로 생성된 미세 홀이 매끄럽고 촘촘할수록 약물의 피부장벽 투과율과 재생 효과가 증가한다.

차침은 오래전부터 한의학계에서 사용한 침법입니다. 도르래처럼 만든 도구에 침을 설치하여 피부에 자극을 주거나 넓은 부위를 치료하기 위한 침 종류의 한 가지였습니다.

이를 최근에 많이 알려진 MTS나 MRS 등으로 응용하여서 피부치료, 특히 여드름 흉터나 모공 축소, 피부 톤 개선, 피부 탄력도 증가 등의 목적으로 사용하고 있습니다. 또한 탈모나 튼 살 등에도 많이 응용하고 있는 게 현실입니다.

하지만 차침도 엄밀히 말하면 침의 일종입니다. 그렇다는 것은 차침도 시술자의 기술이나 숙련도에 많은 영향을 받는다는 뜻입니다. 최근 나온

MTS가 사용하기에 안전하고 부작용이 없다고 하나 그 효과에 대해서는 반신반의 하시는 분들이 계십니다. 이것은 MTS 자체의 문제가 아니라 시술하는 사람의 기술력 부족이나 성의 부족이라 생각합니다.

하늘토 차침은 특별한 도구를 사용하는 것이 아닙니다. '하늘토 차침'이란 하늘토한의원 의료진들의 차침을 다루는 의료 기술이 가미된 이름입니다.

레이저도 치료가 잘되는 병원과 치료가 안 되는 병원이 있듯이 차침으로 치료를 하더라도 잘 치료가 되는 병원과 그렇지 않은 병원이 있습니다. 하늘토한의원 의료진들은 하늘토 차침을 다루는 남다른 노하우가 있습니다.

3) 구궁침 - 하늘토한의원만의 치료법

최근에 여드름 흉터에 관련된 치료법은 매우 다양합니다. 피부과에서 사용하는 레이저를 비롯하여 화학적 박피, 물리적 박피 이외에 메조롤러라 불리는 방법까지 매우 다양합니다. 이러한 치료법들은 각자 나름대로의 의미를 갖고 임상적으로 쓰이고 있으며 그 효과 또한 어느 정도 인정되고 있습니다.

하지만 다양한 형태의 여드름 흉터에 대응하기에, 한 가지 시술만 가지고는 큰 효과를 보기가 어렵습니다. 세 가지 형태의 여드름 흉터에 대응하기 위해서는 다양한 시술법을 사용해야 합니다.

하늘토한의원 의료진들은 잘 치료가 되지 않는 깊은 여드름 흉터를 치료하기 위해 수 년간 연구를 하여 한 가지 치료법을 개발하였습니다.

하늘토 침법인 '구궁침'이란 이러한 깊은 흉터를 효과적으로 치료하는 침법입니다. '구궁침'을 통하여 차침으로 효과가 미진했던 깊은 여드름 흉터에 의미 있는 개선 효과를 보고 있습니다. '구궁침'은 다양한 형태의 여드름 흉터에 각각 적용할 수 있는 하늘토한의원만의 여드름 흉터 치료법입니다.

● 청려-활침(活針) 시스템

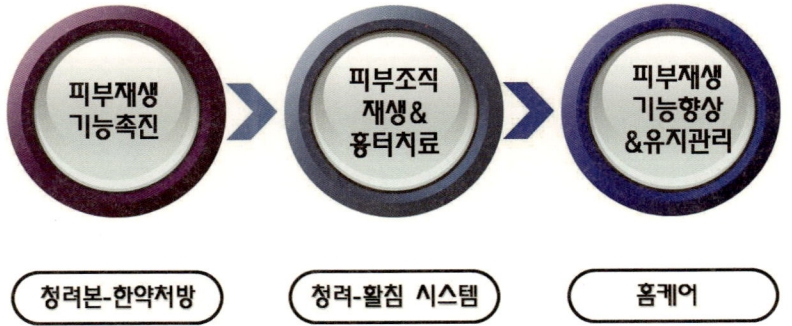

TIP 흉터 치료 후 관리법

최대의 적, 자외선

여드름 자국과 흉터 치료 후 관리 중 가장 핵심이 되는 것은 자외선 차단입니다. 한여름에 쨍쨍한 햇빛을 받을 경우 피부가 까맣게 타는 것은 우리의 피부를 방어하기 위해 분비되는 멜라닌 색소 때문인데요. 이것이 바로 색소 침착과 의미가 같습니다.

따라서 시술 후 예민해진 피부를 위해서는 반드시 자외선 차단에 신경을 써주셔야 하므로 외출 시는 반드시 자외선 차단제를 발라주고 장시간 밖에 있게 될 경우 3~4시간에 한 번씩은 자외선 차단제를 다시 바르는 게 좋습니다.

당일 세안 관리

여드름 자국과 흉터 치료를 받으신 당일의 경우 세안을 삼가시는 게 좋습니다. 이것은 2차 감염을 방지하고 예민해진 피부를 자극하지 않기 위해서입니다.

수면

치료를 받으시는 동안만이라도 최소한 12시, 가능하면 11시 이전에 취침해주시는 게 좋습니다. 이것은 지친 피부를 쉬게 하고 재생력을 극대화시키기 위한 방법입니다.

쿨링

시술 후에는 피부에 자극이 주어진 만큼 화끈거린다거나 약간 따가운 느낌이 들 수 있습니다. 이때는 냉장고에 보관해둔 마스크 시트 팩 등을 활용하여 피부를 시원하게 해주시는 것이 진정과 빠른 재생을 위해 필요합니다.

술과 담배

이 두 가지는 혈액순환과 관련하여 피부 재생력을 떨어뜨리는 중요한 원인이 될 수 있으므로 가급적 삼가야 합니다.

부록 2
청려(淸麗)한방성형
(임베딩테라피)

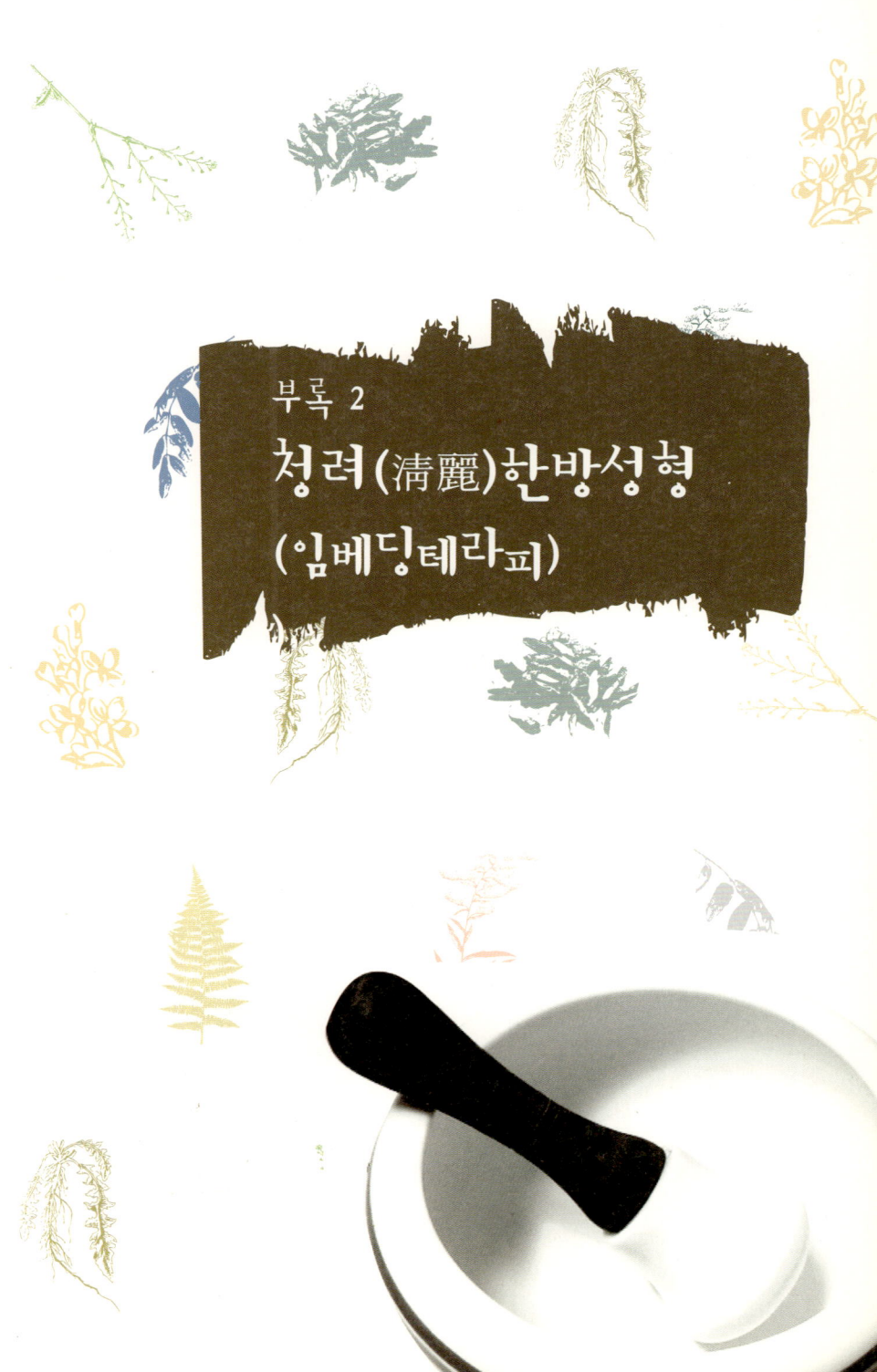

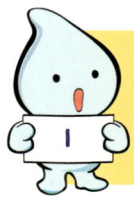
임베딩테라피(한방성형)

하늘토의 청려(淸麗) 한방성형은 매선요법을 통해서 안면윤곽, 주름, 가슴등 피부노화로 인한 탄력저하, 처지는 살, 주름, 피부톤 저하들을 개선하는 침을 이용하는 성형 시술법입니다. 한방약실인 매선과 침을 이용해서 피부 연부 조직을 자극하고 리프팅 하여 시술 부위의 파괴된 진피층과 수축된 지방층을 활성화 시켜 탄력 증대 및 전체적인 라인을 잡아주는 피부속의 흐름을 정상화 시켜주는 침치료입니다. 수술의 부작용이나 부담이 없이 반영구적 미용 효과를 가져옵니다. 청려(淸麗)정안침, 청려(淸麗)동안침, 청려(淸麗)매선, 청려(淸麗)차침, 청려(淸麗)약침, 청려(淸麗)메조테라피 시술이 있으며, 1~2주

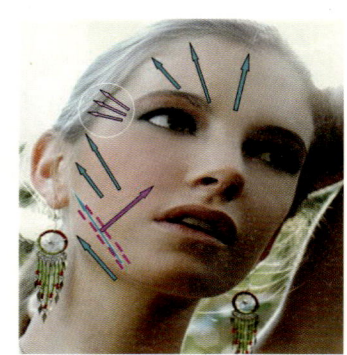

간격으로 시술합니다. 치료 기간 및 횟수 등은 치료 목적에 따라 달라지며 주름, 얼굴 윤곽, 체형성형, 피부 탄력에 매우 효과적인 한방적인 시술 방법입니다.

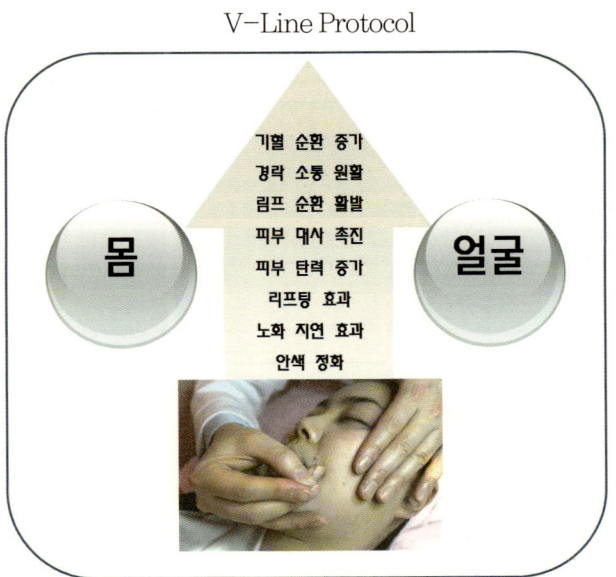

[주름]

1. 시술 부위
- 이마주름, 미간주름, 눈가주름, 눈밑주름, 팔자주름, 입가주름, 목주름

2. 주름 제거 시술 특징

- 피부 속에 약실을 주입하여 진피층을 자극해 피부 재생을 촉진하고 늘어지거나 처진 피부에 탄력을 증가시킵니다.
- 주름이 나타난 위치에 약실을 주입하므로 그 부위에 피부 재생을 시켜줌으로써 자연스럽게 탱탱한 피부로 만들어줍니다.

3. 시술 후 주의사항
- 시술 후 3~4일 동안은 사우나, 찜질 등 시술 부위를 자극할 수 행위를 금합니다.
- 시술 후 3시간이 지난 후 샤워를 하도록 합니다.
- 시술 후 3~4일까지는 무리하게 얼굴 근육을 움직이는 표정이나 행위를 삼가는 것이 좋습니다.
- 시술 후 일주일간 담배와 술을 금합니다.
- 시술 후 멍이 들거나 뭉치게 되는 경우에 마사지를 가볍게 하여 풀어주도록 합니다.

[안면윤곽]
1. 시술 부위
- 안면비대칭, 사각턱, 이중턱

2. 안면윤곽 시술 특징
- 얼굴의 좌우 대칭을 확인하여 교정합니다.

- 침을 이용하여 안면 부위의 경혈을 자극하여 처지거나 뭉친 근육을 풀어줍니다.
- 뭉쳐있는 근육이나 지방을 풀어주고 약실을 주입합니다.
- 혈액순환 및 림프순환을 촉진하고 진피층의 콜라겐 재생을 촉진시킵니다.

3. 시술 후 주의사항
- 시술 후 3~4일 동안은 사우나, 찜질 등 시술 부위를 자극할 수 행위를 금합니다.
- 시술 후 3시간이 지난 후 샤워를 하도록 합니다.
- 시술 후 3~4일까지는 무리하게 얼굴 근육을 움직이는 표정이나 행위를 삼가는 것이 좋습니다.
- 시술 후 일주일간 담배와 술을 금합니다.
- 시술 후 멍이 들거나 뭉치게 되는 경우에 마사지를 가볍게 하여 풀어주도록 합니다.

[체형성형]
1. 시술 부위
- 등, 가슴, 팔, 허리, 복부, 엉덩이

2. 체형성형 시술 특징
- 지속적인 근막자극으로 근막의 탄성이 증가합니다.

- 주변 조직의 기혈순환을 증가시켜 피부 신진대사를 촉진시킵니다.
- 허리나 복부 등의 사이즈 감소 및 탄력이 증가됩니다.
- 처진 부위는 리프팅이 되고, 빈약한 부위는 볼륨이 증가합니다.
- 수술없이 여성의 아름다운 바디라인을 살려줍니다.

3. 시술 후 주의사항

- 시술 후 3~4일 동안은 사우나, 찜질 등 시술 부위를 자극할 수 행위를 금합니다.
- 시술 후 3시간이 지난 후 샤워를 하도록 합니다.
- 시술 후 3~4일까지는 무리하게 얼굴 근육을 움직이는 표정이나 행위를 삼가는 것이 좋습니다.
- 시술 후 일주일간 담배와 술을 금합니다.
- 시술 후 멍이 들거나 뭉치게 되는 경우에 마사지를 가볍게 하여 풀어주도록 합니다.

청려(清麗)한방성형의 효과

- 얼굴선이 고르지 못함
- 사각턱, 광대뼈 부위가 도드라짐
- 좌우 얼굴이 비대칭
- 노화로 얼굴의 탄력 저하
- 항상 목이 뻐근함
- 필러나 보톡스 등 후유증
- 얼굴이 처짐
- 이마주름, 미간주름, 눈가주름
- 눈밑주름, 팔자주름, 입가주름
- 목주름

- 주름개선 및 탄력을 증진시킴.
- 등, 목, 얼굴 등의 근육을 자극하여 탄력 있는 v라인으로 개선함.
- 얼굴과 머리의 혈을 자극하여 피부를 맑게 하고, 뇌혈류의 개선을 통하여 개운한 느낌을 줌.
- 안면비대칭 및 울퉁불퉁한 얼굴 윤곽에 효과적임.
- 피부 속부터 개선되어 안색이 맑아짐.

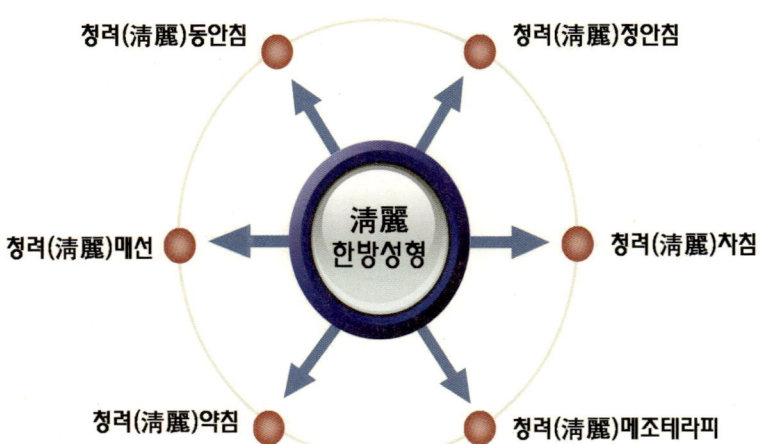

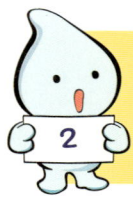

임베딩테라피 프로그램 소개

1) 청려(淸麗)정안침

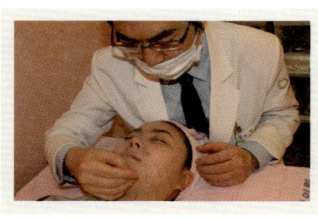

전통 한방 미용기술로 부작용 없이 안면부의 표정근 혈자리들을 '침'만으로 자극하여 안면의 처진 근육을 올려서 얼굴의 크기를 축소시키며 안면의 근육과 연결된 두피와 목 부위의 근육과 경혈을 자극하여 안색을 맑게 하고 피부를 활성화시킵니다. 경락의 소통을 원활하게 하고 혈분을 맑게 하여 혈액순환과 림프활동을 촉진시켜 영양공급을 원활하게 하여 피부의 주름을 개선시키며 사각턱 축소와 피부톤 개선에 효과가 있습니다.

2) 청려(淸麗)동안침

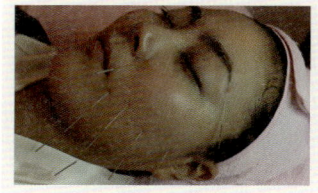

정안침과 마찬가지로 '침'을 사용하여 피부의 진피층을 자극하여 피부 탄력을 증진시킴과 동시에 피부 안색을 맑게 하고 피부를 활성화시켜 노화를 예방합니다.

3) 청려(淸麗)매선

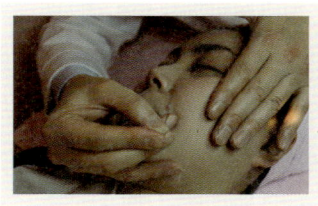

매선침은 인체 내에서 녹는 무해한 가느다란 약실을 2~9cm 정도의 길이로 잘라 치료의 적응 혈자리 부위에 자입하는 침 치료법입니다. 약실을 주입하여 피부를 당겨주고 끌어올림으로써 피부에 탄력을 부여하며, 일반 침과 달리 피부 속의 약실이 지속적으로 경혈을 자극하면 경락을 따라 피부 재생과 피부 처짐을 동시에 개선할 수 있는 시술로 얕은 주름 뿐만 아니라 깊은 주름 개선, 얼굴이 작아지거나 코가 높아지고 사각턱이 완화되는 효과 및 피부 리프팅에 효과적입니다.

4) 청려(淸麗)차침(아큐)

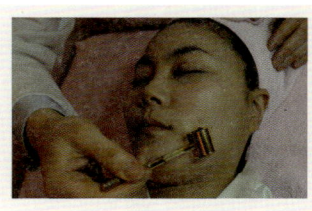

차침은 전통 한의학적인 치료 방법으로 예전부터 피부과 질환에 사용되어 온 피부침의 일종인 도르레 모양의

침으로 수직적인 자극과 차침이 굴러갈 때 생기는 수평적인 자극이 합쳐져 진피층의 재생을 극대화시켜, 빠른 속도의 재생력과 피부 미백의 효과를 동시에 얻을 수 있습니다. 안색과 피부의 탄력을 개선시키는데 효과적입니다.

5) 청려(淸麗)약침

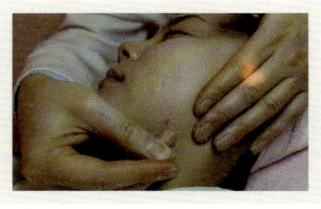

한약의 성분을 추출하여 정제하여 쓰는 방법으로 추출된 약침액을 경락과 경혈에 주입하여 침의 효과에 한약의 효과를 겸하여 효과를 낼 수 있으며 안면 축소에 효과적입니다.

6) 청려(淸麗)메조테라피

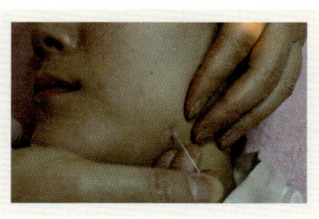

피부 진피층에 비타민, 줄기세포 등을 직접 넣어주는 방법으로 기존의 약물이나 주사와 같은 방법 대신 직접 목표하는 부위에만 주사를 하기 때문에 적은 양으로도 효과를 극대화할 수 있습니다.

4. 시술방법

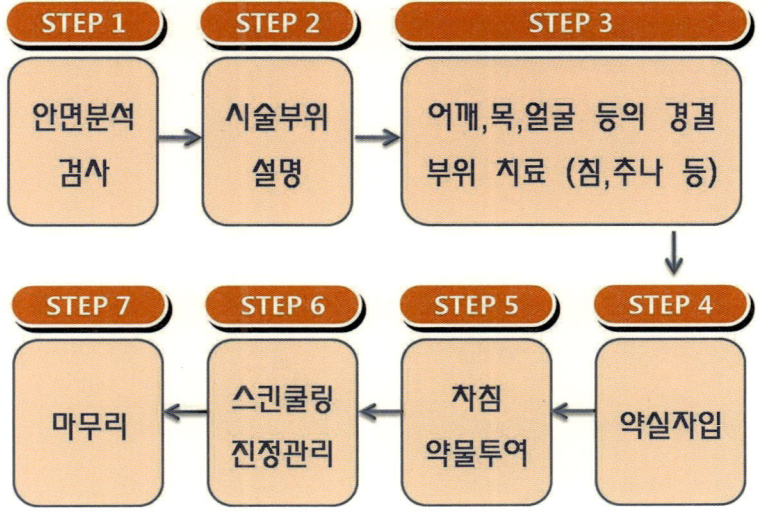

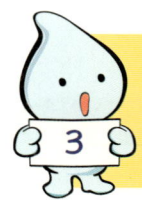

임베딩테라피 시술방법

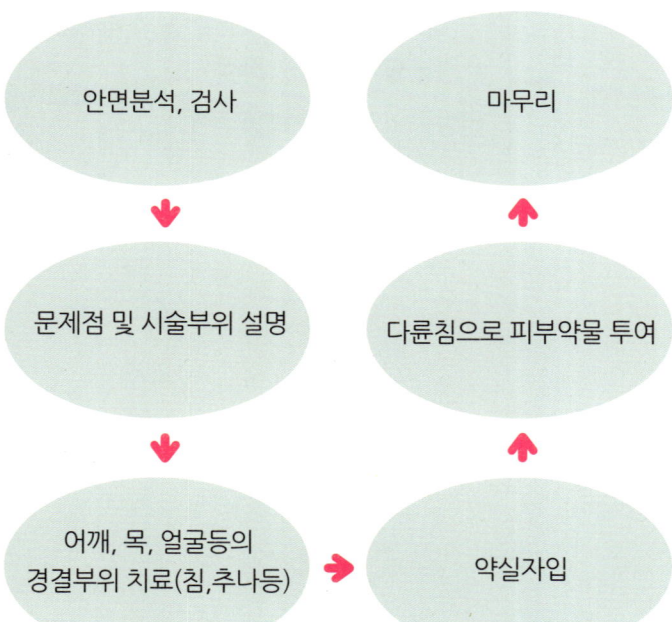

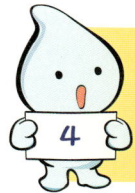

한방성형 치료 사례

사례 1

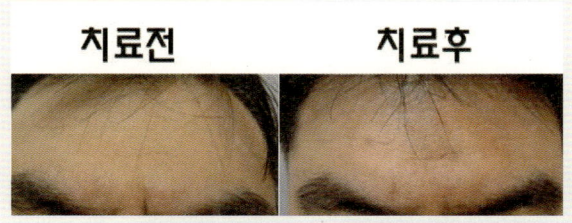

1. **이름** : 진** (남/30대 초반/용인 기흥/미간 주름)
2. **증상** : 전역 이후 미간 주름이 심해져 스트레스가 심함, 특히 자영업에 종사하면서 사람들을 만날 기회가 많아 대인관계에 있어 좋지 않은 인상을 주는 것에 대해 고민이 많음.
3. **치료기간** : 12주 / 미간 주름 치료
4. **치료과정** : 동안침 4회. 매선 4회, 한방재생약침 2회

5. 치료결과 : 미간 주름의 개선효과가 크게 나타남과 동시에 피부 탄력 등이 증가됨.

사례 2

1. 이름 : 지** (여/30대 후반/경기도 분당/이마 미간 주름)

2. 증상 : 이마 주름으로 인한 보톡스 시술 후의 부작용으로 이마 부위가 울퉁불퉁 나타나면서 미간 주름이 나타나기 시작함.

3. 치료기간 : 8주 / 미간 주름 치료

4. 치료과정 : 동안침 4회, 매선 4회, 차침 2회, 재생 앰플 투여

5. 치료결과 : 미간 주름 개선과 함께 전체적인 피부 탄력 및 리프팅 효과가 나타남, 이 후 팔자 주름 및 안색 개선을 위한 아큐 시술 및 매선 시술을 이어갈 예정임.

사례 3

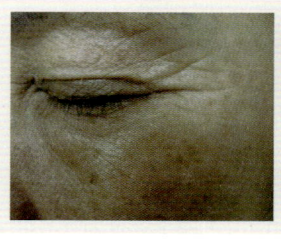 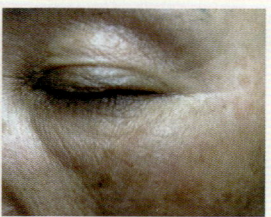

1. 이름 : 김** (여/40대 중반/경기도 화성/눈밑 팔자 주름)

2. 증상 : 체력 저하와 함께 두통 및 부종 증상을 동반함, 볼 부위의 모공이 확대되고 특히 눈밑 주름과 팔자 주름 등이 현재의 나이보다 더

들어보여 임베딩테라피 시술을 받고자 함.

3. 치료기간 : 5주/ 몸 상태 개선 및 주름 치료

4. 치료과정 : 개인맞춤 한약, 침치료, 정안침 5회, 매선5회, MTS 5회, 재생 및 탄력앰플 투여

5. 치료결과 : 한약과 침치료를 통해 만성피로가 해소되었으며 전체적인 순환 기능 및 부종증상이 개선됨, 눈 밑 주름과 팔자 주름 개선 효과와 함께 MTS 시술로 인한 피부 안색 개선 효과도 동시에 나타남/

사례4

1. 이름 : 이** (남/30대 후반/수원 인계동/이마 미간 주름)

2. 증상 : 이마 주름과 미간 주름으로 인해 매선 시술을 받고자 하였으며, 평소 수면장애 및 만성피로 증상도 있음.

3. 치료기간 : 6주 / 이마 및 미간 주름 치료

4. 치료과정 : 침 치료, 정안침 6회, 매선 6회, 필러6회, MTS 6회

5. 치료결과 : 침 치료를 통해 근육 피로를 풀어주었으며, 미간 주름 및 이마 주름 개선 효과가 있었음, 볼 부위에 여드름 흉터가 있어 여드름 흉터 치료를 이어갈 예정임, 침 치료를 통해 수면 장애 개선 효과도 나타남.

사례 5

1. 이름 : 노** (여/20대 중반/수원 영통/눈밑 미간 이마 주름)

2. 증상 : 어린 나이에도 불구하고 눈밑 미간과 이마 주름이 나타나

스트레스가 심함, 평소 인상쓰는 습관으로 인해 자연스럽게 주름으로 굳어진 것으로 예상됨, 소화기 장애와 생리통 순환기능 저하로 인한 손발 저림 증상도 나타남.

3. 치료기간 : 4주 / 임베딩테라피

4. 치료과정 : 침 치료, 정안침, 매선, 한방스킨케어

5. 치료결과 : 4주 치료 후 이마 및 미간 주름이 개선되었으나 4회 정도 지속적으로 이어서 들어갈 예정임, 주름 개선으로 인한 스트레스 감소와 내과적 침 치료 등에 의한 소화장애 개선 생리통 완화 및 손발 저림 증상도 동시에 개선됨.

사례 6

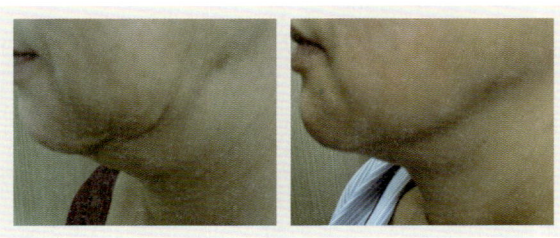

1. 이름 : 박** (여/40대 중반/서울 잠실/미백,탄력)

2. 증상 : 평소 심한 생리불순과 어깨 통증이 지속적으로 나타남, 얼굴 부위의 기미 잡티와 함께 탄력 저하로 인해 임베딩테라피와 MTS 시술을 받고자 함.

3. 치료기간 : 4주 / 임베딩테라피

4. 치료과정 : 침 치료, 정안침 4회, 매선 4회, MTS 4회, 재생 및 미백

앰플 투여

5. 치료결과 : 침 치료로 인해 소화 불량 증상과 어깨 통증이 개선되었으며, 정안침과 매선으로 인해 피부탄력과 리프팅 효과가 나타남, 더불어 크게 고민하지 않았던 잔주름과 팔자 주름 등이 개선되어 임베딩테라피 시술 만족도가 큼.

부록 3
한방 다이어트

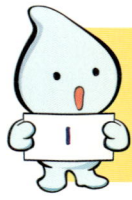# 한방 다이어트

　한방 다이어트는 개개인의 비만 원인을 분석하여 체질에 따른 한약 처방과 부분 비만 치료프로그램이 접목된 다이어트 방법입니다. 따라서 다이어트 효과 뿐만 아니라 체질 개선도 동시에 이루어지는 1:1 맞춤 다이어트 치료 방법입니다. 즉 개개인의 체질과 건강상태 및 식습관과 생활습관을 분석하여 탕약처방과 식생활 습관을 가이드함으로써 일시적인 체중 감량이 아닌 건강을 유지하면서 지속될 수 있는 체계적인 다이어트 치료를 제안합니다.

　비만은 고혈압, 심장병, 당뇨병 등 각종 성인병의 원인질환이며 국민 건강을 심각하게 위협하는 질병으로 인간의 수명을 단축시키는 등 여러 가지 사회적 문제를 야기하고 있습니다.
　우리나라 성인의 경우는 비만인구가 약 30%인 것으로 밝혀져 현대사회의

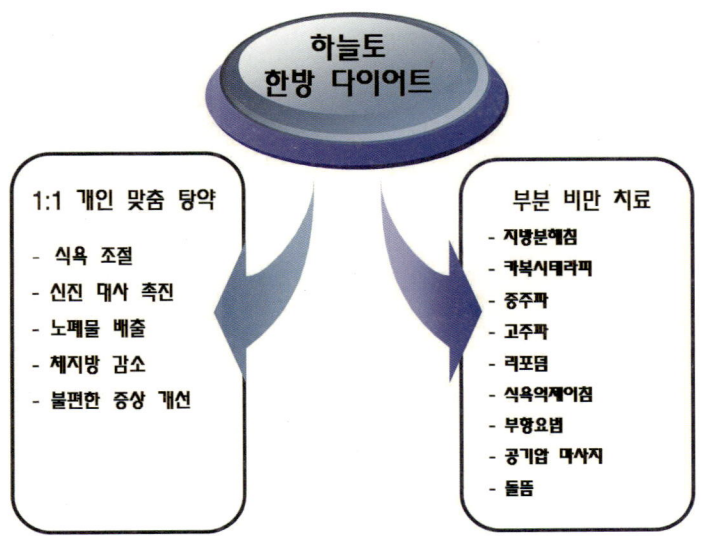

심각한 질병으로 간주되고 있습니다.

비만은 형태와 부위에 따라 여러 가지로 분류를 할 수 있는데 주로 복부 비만, 하체 비만, 상체비만으로 나누며 그 외 팔 살이나 등 살이 많아 내원하는 경우도 많습니다.

1) 비만의 원인

① 과식

운동으로 소비하는 칼로리를 음식으로 섭취하게 되면 체내에 저장되는 칼로리가 증가하여 체지방이 늘게 됩니다.

② 잘못된 식생활

식사 거르기 폭식	하루에 섭취한 총량은 같더라도 이를 균등 분배하여 섭취한 경우보다 한끼에 폭식한 경우 더 많은 양의 지방이 체내에 축적되는 것입니다.
잦은 간식	우리가 섭취하는 간식의 대부분은 과자류, 아이스크림, 패스트푸드 등과 같이 칼로리가 높은 식품이 대부분입니다. 자주 먹게 되면 칼로리가 과잉되어 체지방으로 축적되기 쉽습니다.
습관적 야식	일반적으로 밤에 잠자기 3시간 전에는 아무것도 먹지 않는 것이 좋습니다. 야식은 다이어트에 있어 가장 큰 적입니다. 밤에는 자율신경 중 부교감신경의 작용아 활발해져 에너지를 축적하는 작용을 하게 되어 체지방이 축적되기 쉽습니다.

③ 운동부족

비만은 한마디로 섭취열량이 소비열량보다 많은 상태라고 정의할 수 있습니다. 먹는 열량만큼 사용하지 않으니까 남는 열량이 생기고 그것이 지방으로 전환되어 체내에 저장되는 것입니다. 운동을 하지 않으면 신체가 필요로 하는 최소한의 에너지인 기초대사량이 감소되어 저장에너지가 늘어나기 쉽게 되나, 운동을 하면 카테콜라민이라는 호르몬이 분비되어 지방을 분해하게 됩니다.

④ 유전

부모 중에 어느 한쪽만 비만인 경우 자식이 비만이 될 확률은 30~35% 정도이고 부모 모두 비만인 경우는 60~70%정도입니다.

2) 비만의 판정기준

분류	체지방량	
	남	여
정상		
경계	14-17%	19-22%
비만	25%이상	30%이상

3) 비만에 의한 5D현상

비만은 그 자체만으로도 용모손상(disfigurement), 불편감(discomfort), 비능률(disability)을 비롯하여 질병(disease), 죽음(death) 등 소위 5D현상을 초래하며 고혈압, 동맥경화, 심근경색 등의 심장혈관계질환, 신장장애, 당뇨병, 폐질환 등의 만성질환에 대한 빈도를 증가시키고 특히 젊은 연령군 (25~34세)의 심한 비만증 남자의 사망률은 정상군에 비해서 12배 가량 높고, 나이가 들면서 감소하는 것으로 되어 있으며 심장혈관계질환이 가장 흔한 사인이 되고 있습니다.

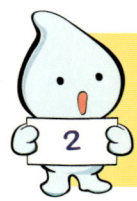
태극다이어트 치료시스템

하늘토 태극다이어트 시스템은 건강하게 다이어트를 하는 시스템입니다. 태극다이어트 시스템의 탕약은 음양의 조화가 이루어진 한약으로 인체를 건강하게 만드는 효과를 가지고 있습니다. 비만이라는 질환은 몸상태가 건강하지 못해 발생하는 증상이라 해도 과언이 아닙니다. 인체에서 쓸데없는 노폐물들이 몸 안에 남아있는 것이 바로 비만이라는 것이고, 이런 노폐물들을 밖으로 적당히 배출하지 못하였기 때문에 건강에 이상이 있는 것입니다.

월빙시대를 맞이하여, 단순히 굶는 다이어트, 무조건 운동으로만 살을 빼는 다이어트, 원푸드 다이어트, 요요가 심한 일시적 효과의 다이어트는 버려야 합니다. 인체의 대사작용을 정상적으로 만들어서 자연적으로 살이 빠지고 체형이 아름답게 돌아오는 방법을 사용해야 합니다. 하늘토 태극다이어트 시스템은 이런 목표를 가지고 여러분에게 행복한 비만관리를 선사해 드리고 있습니다.

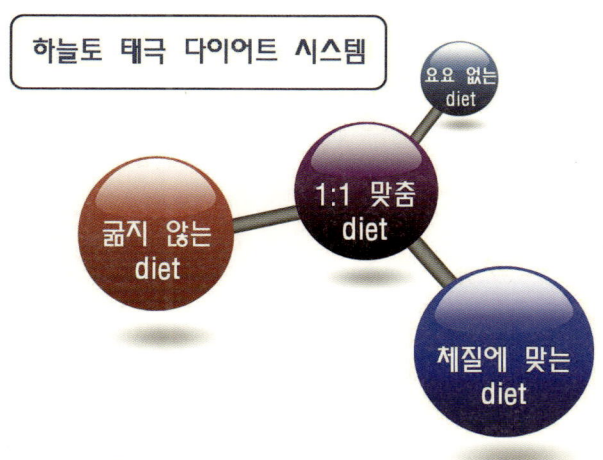

1) 체질과 체형에 맞는 건강한 태극다이어트

사람마다 살이 찌는 원인과 부위는 모두 차이가 있습니다. 하늘토 한의원의 태극다이어트 시스템은 개개인의 체질과 대사량, 건강상태, 비만도 등을 모두 고려하여 가장 적절한 다이어트 프로그램을 선택, 실시하고 있습니다.

2) 굶지 않는 다이어트

굶어서 빼는 다이어트는 효과가 빠르지만 그만큼 요요의 확률도 높아지고, 건강상에도 적신호를 야기할 수 있는 방법입니다. 하늘토 태극다이어트 시스템은 식사량, 식사의 패턴, 식단의 조절을 통한 올바른 식습관을 갖도록 지도해 드립니다.

3) 전문적인 1:1 맞춤 다이어트

하늘토 태극다이어트 시스템은 다년간의 임상 노하우를 지닌 다이어트의 전문가들이 체중감량의 단계를 파악하여 1:1맞춤의 전문 프로그램을 처방해 드립니다.

4) 요요를 방지하는 다이어트

다이어트를 통해 감량된 체중을 꾸준히 유지할 수 있도록 사후관리까지 철저하게 계획해드리는 요요방지 프로그램은 하늘토 한의원만의 노하우로 구성되어 있습니다.

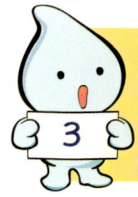
비만의 증상별 분류

1) 기허형 비만 (허약형비만, 체력저하형비만)

기허형 비만은 몸에 기운이 부족하여 체내의 순환상태가 고르지 못하여 몸에 수분과 지방이 점점 쌓이게 됩니다. 덩치는 큰데 비해 물살이 많고 식은땀을 많이 흘립니다.

2) 비허형비만 (소화기능 저하성 비만)

소화기능이 떨어지고 몸에 담음이 쌓이게 되어 비만이 되며 비장의 기능을 회복시키고 몸의 담음을 제거해야 합니다. 이런 사람은 살이 잘 빠지지 않습니다.

3) 간실형비만 (스트레스 폭식형 비만)

스트레스를 주로 먹는 것으로 푸는 사람이 많은데 스트레스를 적절히 해소 하는 것이 가장 중요합니다. 한방치료는 비를 북돋아 주고 간을 억누르는 처방을 사용합니다.

4) 담음형 비만 (단기진행성 비만)

담음형 비만은 특별한 이유 없이 단기간에 갑자기 살이 찌는 유형으로 먹는 양은 크게 달라진 것이 없는 경우가 많습니다. 담음이란 인체에 정상적인 잔액이 역할을 하지 못하여 병적으로 생긴 물질을 말하며 담음치료를 받으면 비만도 같이 해소됩니다.

5) 비신양허형 비만 (만성질환형 비만)

주로 양기가 부족하여 몸이 차가운 사람이 많고 전반적인 몸의 신진대사가 떨어진 경우로 내분비 질환 등 만성질환이 있는 경우가 많습니다. 이런 사람은 설사를 하거나 아랫배가 차고 허리나 무릎이 시리고 아픈 경우가 있으며 얼굴과 사지가 차고 붓기도 합니다.

우리 몸에서 순환기능이 약해져 습이 정체되고 냉한 기운이 상대적으로 성해져서 나타나는 증상이므로 비신의 양기를 보충해줘야 비만치료에 성공할 수 있습니다.

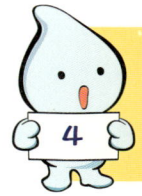
한방 다이어트 프로그램 소개

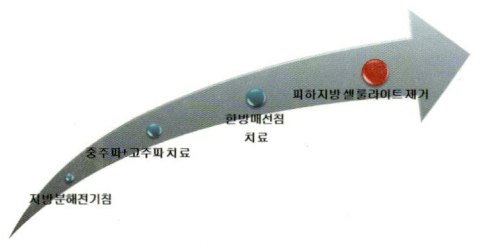

1) 다이어트한약

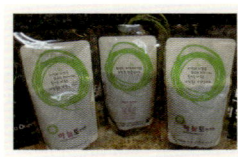
굶지 않는 건강한 다이어트를 위한 다이어트 한약은 하늘토한의원 의료진들이 다년간의 진료를 통해 습득한 노하우로 다양한 데이터와 분석을 통해 체중을 효과적으로 감량할 수 있도록 처방된 약입니다. 식전에 미리 복용하게 되면 식사량을 줄일 수 있으며, 또한 기초대사를 항진시키는 효능이 있어서 운동을 하지 않아도 에너지 소비가 증가하여 체중이 감소하는 효과가 있습니다. 또한 기초대사를 항진시키는 효능이 있어서 운동을 하지 않아도 에너지 소비가 증가하여 체중이 감소하는 효과가 있습니다. 또한 다이어트 한약은 기를 보강해주고 에너지를 공급해주는 보약이 들어간 처방으로 식사를 대용하여 복용하면, 다이어트를 하는 동안에도 체력이 저하되지 않도록 신체기능을 활성화 시켜줍니다.

2) 지방분해침

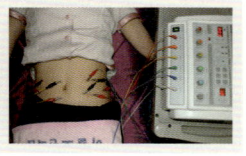

지방분해침을 지방층으로 자입해 그 곳에 전류를 연결하여 저주파 전기자극을 주는 방법으로 지방분해에 효과적인 주파수와 파형을 가진 전류를 통해 지방층을 자극하여 지방분해를 촉진합니다. 또한 비만과 관련한 혈자리를 자극하여 비만의 근본 원인을 제거하는데 도움을 주기 때문에 체중 감량효과를 증가시키면서 부분 비만을 해결할 수 있게 도와줍니다. 지방분해침은 원하는 부위에 직접 시술하여 단기간의 치료에도 체형이 변하는 것을 느낄 수 있으며 부분 관리에도 큰 효과가 있습니다.

3) 카복시테라피

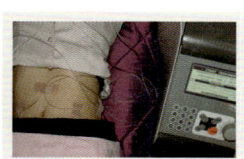

카복시테라피는 인체에 무해한 액화가스를 주입하여 피하지방을 제거하는 방법으로 날씬해지고 싶은 부위를 선택하여 비교적 지방이 많고 순환이 원활하지 않은 곳에 가스를 주입하여 부작용 없이 지방분해를 촉진시키며, 피부탄력을 증가시킵니다.

4) 중주파 관리

중저주파 관리는 신체 내의 과영양화된 근육세포나 비만세포에 직접 작용하여 흔들어 줌으로 운동성을 주어 세포 크기를 줄여줍니다. 림프

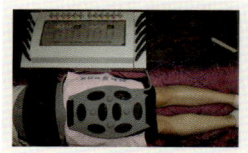
배농, 혈액순환의 효과와 더불어 운동효과로 인한 몸속의 노폐물 및 독소 배출을 촉진하며 특히 셀룰라이트 감소에 효과적입니다.

5) 고주파 관리

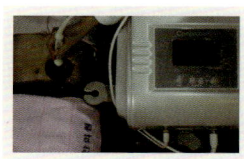
고주파 관리는 급작스런 체중감량으로 인해 발생할 수 있는 살의 쳐짐 현상을 막아주게 됩니다. 인체에 전혀 무해한 특수레벨의 주파수를 피부 속 깊은 조직에 투입하여 열을 발생시키는데, 인위적으로 생성된 열이 몸의 세포에 직접 작용하여 지방세포와 셀룰라이트를 분해하는 것은 물론, 혈류량 증진 및 세포의 기능, 림프순환을 개선시켜 줍니다. 또한 인체 내의 자연 치유력 및 저항력을 높여주므로 근육과 피부의 세포 노화방지, 혈액의 정화, 리프팅 효과를 볼 수 있습니다.

6) 리포덤

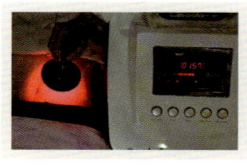
28khz의 초음파 집중장치를 이용하여 비만의 근본원인이 되는 피하지방 세포를 수술 없이 파괴하는 치료법으로서 시술이 간편하고 지방세포를 파괴해 세포 수 자체를 줄이기 때문에 비만상태로 다시 돌아가는 요요현상이 거의 나타나지 않습니다. 대부분 시술이 가능하며, 특히 지방이 많은 복부, 허벅지, 허리, 둔부 등의 지방세포 파괴에 높은 효과를 볼 수 있습니다.

7) ATLAS 테라피 (ICE RET RF & Multipolar) Technology

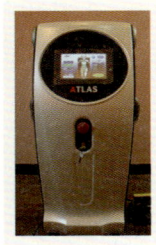

ATLAS 는 Multi polar, Mono polar를 이용하여 피부의 진피 및 피하지방층까지 깊숙이 고주파(Radio Frequency)의 높은 에너지를 발산시켜 진피아래 지방층까지 높은 에너지의 손실을 줄이며 원하는 부위에 침투시켜 반사와 산란효과 등으로 피하지방층에 높은 열(55-60도)을 발생시켜 지방세포를 파괴하여 지방이 체내에 흡수하도록 해주어 지방층의 축소와 함께 콜라겐의 생성을 활성화 시킵니다. 쿨링 시스템조사방식이므로 표피에는 손상을 주지 않고 피부 깊숙한 피하지방층에 높은 열을 발생시켜 지방세포를 파괴하여 지방이 체내에 흡수하도록 해주어 지방층의 축소와 함께 피부를 탄력 있게 만들어준다.

8) 식욕억제이침

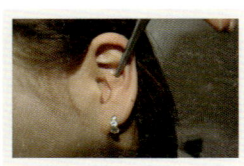

귀에는 전신의 각 부위에 배속되는 경혈점이 존재합니다. 특히 뇌의 신경을 조절하는 경혈들이 있어서 이것을 자극하면 식욕을 억제할 수 있습니다. 식욕이 나타날 때마다 귀에 붙어있는 이침을 눌러주면 식욕을 억제하는 효과가 있습니다.

9) 부항요법

부항요법은 피부에 음압을 가하는 치료법으로 어혈과 담음을 제거하고, 기혈순환을 촉진시켜줍니다. 부항요법을 시행하면 인체의 면역력이

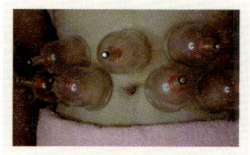
증가하고, 조직의 대사 작용이 활발해져서 비만으로 인해 나타나는 여러 가지 이상증상이 개선됩니다. 특히 부분적으로 피하지방이 분해되는 속도가 증가되어 국소 비만치료에도 많은 도움을 줍니다.

10) 공기압 마사지

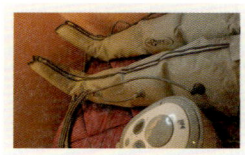
특수 고안된 커프에 공기를 주입하여 공기실이 팽창하고 수축하는 반복작용으로 신체의 사지를 압박하여 혈액이 원활하게 흐를 수 있도록 도와주며 림프순환 촉진 및 마사지 효과가 있습니다.

11) 돌뜸

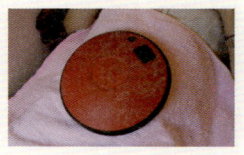
고령토를 채운 원적외선 돌뜸을 하복부에 올려놓아 기혈순환을 원활히 하고 신진대사를 촉진시켜 비만치료에 시너지 효과를 부여합니다.

12) 한방몸매체형성형

하늘토한의원의 몸매체형성형 프로그램은 인체의 기혈순환을 바로 잡아 체내의 에너지 소통을 원활하게 하여 외형적인 체형의 균형을 잡아주는 원리로 원하는 부위를 보다 더 슬림한 바디라인으로 만들고 몸을 더욱 탄력적으로 만들기 위한 복합 침성형 프로그램입니다. 전통 한방성형기술로 체형성형약실침과 매선요법의 방법을 통해 한방약실로 지속적인 근육층의 경혈을 자극하여 국소적으로 살이 쳐지거나 안빠지는 부위의 노폐물의 정체현상을 치료하여 기혈의 순환을 촉진하게 함으로써 근육을 당겨줌으로써 보다 더 자연스럽고 건강미 넘치는 몸매라인 윤곽을 살려주는 한방침술 요법입니다.

한방몸매체형성형(청려(淸麗)매선침술요법)이란?

한방몸매성형이란 한방매선약실과 침만을 사용하는 침술요법으로 몸에서 정작 빼고 싶은 국소적인 부위의 살이 안 빠지면서 살이 늘어지고 처진 부위의 피부 연부조직을 자극하고 리프팅하여 시술부위의 전체적인 라인을 잡아주며, 피부 탄력을 증대화 시켜주는 시술방법입니다.

한방약실 매선침이 체내에 삽입되어 지속적으로 시술 부위의 근육층의 경혈점을 자극하여 유침 되어 있는 동안 피부 진피 조직 중의 탄력섬유, 콜라겐, 엘라스틴의 생생을 촉진시켜 성형의 효과를 나타내게 합니다.

매선이라는 한방 전통 약실이 든 침을 통해 약실이 시술 부위 근육층에 삽입되어 근육층의 라인을 지속적으로 잡아주어 원하는 몸매 라인과 자연스럽고 탄력있는 라인을 만들수 있는 복합 침 성형입니다.

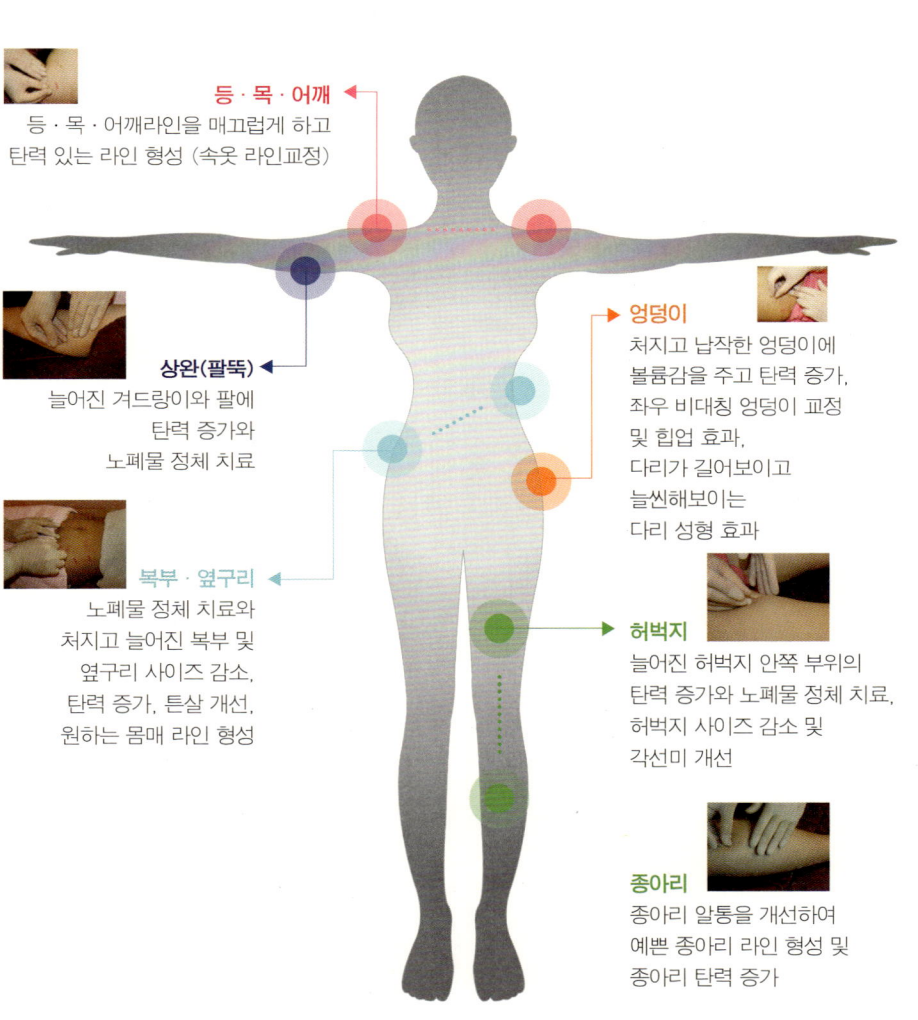

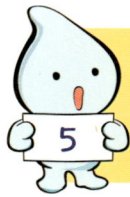

5 한방매선침자극효과

한방매선침자극효과
(셀룰라이트제거&지방세포분해+피부탄력&주름치료)

[V라인:Face]
표피층 자극
(탄력증가)
&
진피층 콜라겐 자극
(주름개선)

[S라인:Body]
Lipoclasia
(셀룰라이트 제거)
&
Lipolysis
(피하지방 분해)

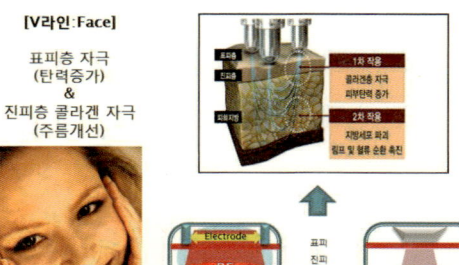

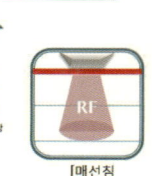
[전기지방 분해술]

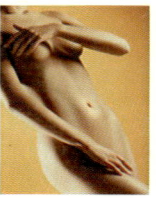
[매선침 자극]

셀룰라이트

수분,노폐물,지방으로 구성된 물질이 신체의 특정한 부위에 뭉쳐 있는 상태. 이것이 뭉쳐서 튀어나와 있거나 움푹 들어가 있어 피부표면이 울퉁불퉁한 것처럼 보인다. 주로 혈액순환 또는 림프순환이 잘 안 되는 경우, 운동부족, 노폐물, 독소, 수분 등의 배출이 제대로 이루어지지 않은 경우에 생기며, 그 대부분은 진피 아래에 생긴다. 매선약실침으로 제거효과

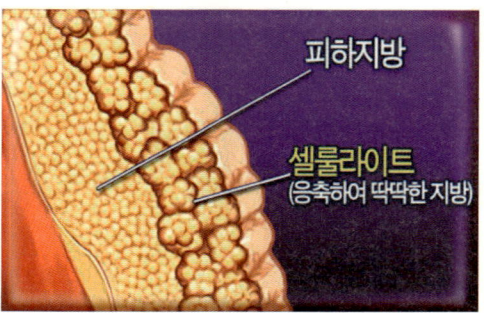

S-Line Protocol
한방매선약실침치료 => **RET RF 15m`** => **Carboxy 10m`**

▸ **BODY**

❖ Body Shaping
복부, 옆구리, 허벅지,
힙, 팔, 등, 가슴
❖ Cellulite reduction
❖ 피부탄력 증대

→치료시간 : 1회 35분 소요
→치료주기 : 1주 간격, 1회 시술
→Total 8회 시술

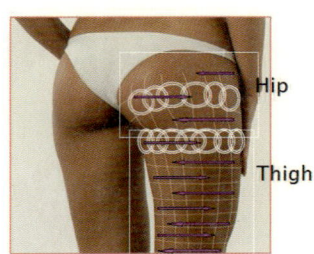

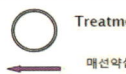

Abdomen & Waist Protocol

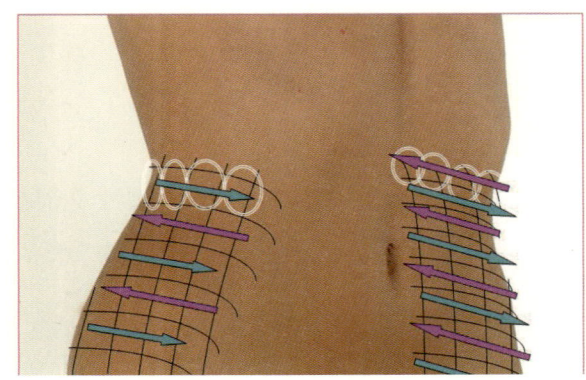

Result

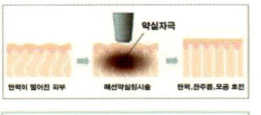
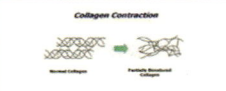
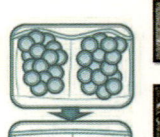
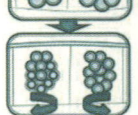

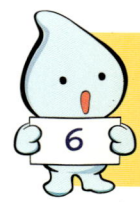 **다이어트 치료 후 관리법**

1) 식단관리

① 올바른 식사

탄수화물은 우리나라와 같은 밥 위주의 식사에서 주요한 열량원이 되는데 꿀, 설탕과 같은 단순당질의 섭취는 줄이고, 섬유소와 같은 복합당질의 섭취를 늘리는 것이 좋습니다.

지방섭취를 제한해야 하는데, 육류나 생선을 무조건 안 먹는다고 좋은 것이 아니라, 지방함량이 적은 것을 먹도록 합니다. 예를 들면, 쇠고기는 갈비보다 살코기나 등심부위로 먹고, 돼지고기도 삼겹살보다는 살코기로 먹습니다.

닭고기도 껍질을 제거해서 먹도록 하며, 생선도 장어나 통조림 생선보다는 동태나 도미와 같은 흰 살 생선이 좋습니다. 그리고 조리를 할 때에도 튀김, 볶음, 부침 등 기름을 사용한 것 보다 찌거나 굽는 것이 좋습니다.

    단백질 섭취를 줄인다고 체중이 줄어들지는 않으므로, 단백질 섭취는 살코기, 흰 살 생선, 콩류, 계란, 저지방 우유 등을 정해진 범위 내에서 섭취하도록 합니다.

    단식을 한다든지, 하루에 800칼로리 이하로 섭취했을 때는 비타민과 무기질 결핍 현상을 보여 몸에 이상이 생기므로 별도로 보충을 해주어야 합니다. 과일과 채소에는 비타민과 무기질이 풍부하게 들어있는데, 신선한 채소는 많이 먹어도 좋지만 과일은 당 성분이 많으므로 정해진 범위에서 먹는 것이 좋습니다.

    간식은 될 수 있으면 줄여야 하며 간식으로 즐겨먹는 스낵류, 초콜릿, 아이스크림 등은 칼로리와 지방 성분이 많은 반면, 우리 몸에 필요한 비타민과 무기질은 거의 없기 때문입니다. 청량음료는 칼로리와 당 성분이 많으므로 피해야 하며 이 외에도 술을 금해야 하는데, 알코올은 영양가는 없으면서 1그램당 약 7킬로칼로리의 높은 열량을 내기 때문입니다. 체중을 줄이는 경우라도 최소한 1일 섭취량 1,200킬로칼로리 이상은 되어야 하며, 필요한 열량보다 250~1,000칼로리씩 적은 열량을 수개월에 걸쳐 줄여나가도록 시행하여야 합니다. 체지방 1킬로그램을 줄이기 위해서는 7,700칼로리를 감소 시켜야 합니다.

② 식단표

비만관리를 위한 식단 사례

일일 총섭취량		1,200kcal	1,400kcal	1,600kcal
밥(공기)	아침	1/2(105g)	2/3(105g)	2/3(105g)
	점심	1/2(105g)	2/3(105g)	1(105g)
	저녁	2/3(140g)	2/1(140g)	1(140g)
반찬	고기	60g	60g	60g
	생선	75g (1.5토막)	75g	75g
	두부	80g(1.5모)	80g	80g
	계란	50g(1개)	50g(1개)	80g
간식	채소	제한 없음	제한 없음	제한 없음
	우유	흰 우유 1컵	흰 우유 1컵	흰 우유 1컵
	과일	사과 1/3개	사과 1/3개	사과 1/3개

음식 종류별 열량

종류	섭취량(kcal)	종류	섭취량(kcal)
밥 1공기	300	핫도그 1개	200
김밥 1줄	300	라면 1개	500
자장면 1그릇	700	우유 1잔	125
돈까스 1인분	1,000	햄버거 1개	400
치킨 1조각	200	피자 1쪽	250
핫도그 1개	200	사과 1개	100
라면 1개	500	맥주 1병 (작은병)	300
우유 1잔	125	소주 1병	550

1일 총 섭취량을 결정하면 모든 음식을 정해진 열량 범위 내에서 골고루 균형 있게 섭취하여야 하며, 동일 열량이라도 하루에 여러 번 나누어 섭취하는 것이 좋습니다.

③ 식품교환표

식품교환표란 영양소의 조성과 열량이 비슷한 식품끼리 모아서 같은 식품군 안에서는 서로 교환하여 바꾸어 먹을 수 있도록 만든 표입니다.

식품군	식품 예시
곡류군 1000kcal	밥1/3공기(70g), 옥수수 中1/2개(50g), 감자 大1개(130g), 밤6개(60g), 도토리묵1/2모(200g), 식빵1쪽(35g), 비스켓5쪽, 국수 삶은 것 1/2공기(90g), 인절미 3개(50g), 미숫가루5큰술(30g)
어육류군 75kcall	소고기 탁구공크기1토막(40g), 닭고기1토막(40g), 오징어1토막(50g), 새우中3마리(50g), 조개살1/3컵(70g), 멸치1/4컵(70g), 달걀1개(55g), 검정콩2큰술60알(20g), 두부1/6모(80g
채소군 20kcal	쑥갓익혀서1/3컵(70g), 양배추익혀서2/5컵(70g), 무말랭이불려서1/3(10g), 배추익혀서1/3컵(70g), 피망中2개(70g), 오이썰어서1/3컵(70g), 연근6쪽(50g), 무익혀서1/3컵(70g), 시금치익혀서1/3컵(70g), 풋고추中7~8개(70g)
지방군 45kcal	기름1작은술(5g), 마가린1.5작은술(6g), 들기름1작은술(5g), 참기름1작은술(5g), 땅콩10개(10g), 마요네즈1.5작은술(7g), 호두大1개(8g), 잣1큰술(8g)

우유군 125kcal	우유1컵(200g), 두유1컵(200g), 전지분유5큰술(25g)
과일군 50kcal	사과소1/2개(100g), 배중1/3개(100g), 수박대1쪽(250g), 귤중1개(100g), 토마토1개(250g), 딸기중10개(150g), 포도19알(100g), 참외소1/2개(120g), 바나나중1/2개(60g), 오렌지쥬스1/2컵(100g)

2) 생활관리

최적의 건강상태를 유지하려면 정상적인 체중을 관리, 유지하는 것이 무엇보다 중요하고, 그러기 위해서는 생활습관이 균형있게 조화되어야 합니다. 건전한 생활습관은 운동, 휴식, 레크레이션, 담배, 술, 약물남용, 스트레스 등과 관련이 있습니다.

① 운동

일상생활을 통해 할 수 있는 운동(계단 오르내리기, 도보 등)의 양을 늘리도록 합니다.

특히 식후에 가벼운 운동을 30분 정도 합니다.

유산소 운동 (걷기, 조깅, 자전거타기, 달리기, 수영 등)이 비만인의 체중감소 및 예방에 좋습니다.

흔히 특정부위 운동을 집중적으로 하면 특정부위의 지방만 소비되어 체지방량이 감소되는 것으로 생각하는데, 특정부위만 체지방이 감소되지는 않습니다. 무엇보다도 비만을 유발하기 쉬운 행동을 고치는 것이 중요합니다.

특히 먹는 것을 좋아하는 행위, 많이 먹는 행위 등은 비만과 관련되어 있으므로 필히 고쳐야 할 습관입니다.

체력수준이 낮고 과다 체중인 경우는 열량 소비량을 낮추고 운동 빈도는 5회 정도로 하는 것이 좋습니다.

운동시간은 30~60분이 적당하며, 주당 3회 운동할 경우에 1회 운동 시 80~90분, 4회 운동 시 60~70분, 5회 운동 시 30~60분 정도가 적당하며 지나친 운동은 오히려 몸에 해롭습니다.

② 100칼로리를 소모할 수 있는 운동량

운동종류	소요시간	운동종류	횟수
천천히 걷기	28분	계단 오르기	120계단
제자리 높이뛰기	25분	줄넘기	18회
등 산	24분	팔굽혀 펴기	12회
볼 링	16분	제자리 높이뛰기	25회
테니스	15분	토끼뜀	12회
농 구	12분	윗몸일으키기	12회
정지된 자전거 타기	6분	달리기	1.2km

TIP 다이어트 후 몸매 유지에 좋은 차

- **위유차** : 위유는 비만증에 효과가 크다.
  - 복용방법
  - 위유 구입 후 위유를 깨끗이 씻어 쟁반에 널어 2~3일정도 말린다.
  - 12g씩 물 6컵으로 은근히 끓여 반으로 줄여 하루 동안 3회에 걸쳐 나누어 마시면 좋다.

- **연꽃차** : 연꽃씨는 수렴성 강장약으로 잘 알려진 비만 치료제이다.
  - 복용방법
  - 연꽃씨 10g을 깨끗이 씻어 미리 달군 프라이팬에 볶는다.
  - 볶은 것을 냄비에 넣고 물 3컵을 부어 반으로 줄도록 끓인 후 찻잔에 담아 마시면 좋다.

- **양배추차** : 양배추는 장내의 노폐물을 분해, 정화시키므로 노폐물 축적을 예방한다.

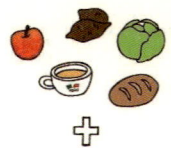

· 복용방법

- 양배추를 가늘게 채 썰어 믹서기에 갈아서 즙을 짜낸다.

- 이 즙을 냄비에 넣고 따뜻한 정도로 살짝 데워서 하루 3번 한 컵씩 공복에 마신다.

tip. 양배추에는 유기질 유황이 들어 있어 특이한 냄새가 나므로 마실 때 식초를 조금 넣거나 사과즙을 짜서 넣어 마시면 좋다.

 배차 : 배는 간 기능을 원활하게 하여 지방축적을 줄여 날씬한 몸매 유지에 도움이 되며, 과식과 갈증해소에도 효과적이다.

· 복용방법

- 배 껍질을 벗겨 4등분을 하고 심지 부분을 도려낸 후 1cm두께로 얇게 썰어 그릇에 넣는다.

- 썬은 배를 그릇에 담은 후 식초를 부어 냉장보관 한다.

- 2~3일 후부터 1회 8~12g씩 컵에 담고 뜨거운 물을 부어 10분쯤 우려내어 식사 전 3회 식간 공복에 마시면 좋다.

🍎 다이어트 후 요요현상을 예방하기 위해서는 충분한 식단 조절과 운동으로 근육 늘리기 및 유산소 운동을 병행해주면 건강한 체력과 날씬한 몸매를 유지할 수 있다.

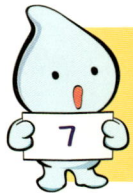

한방 다이어트 치료 사례

사례1

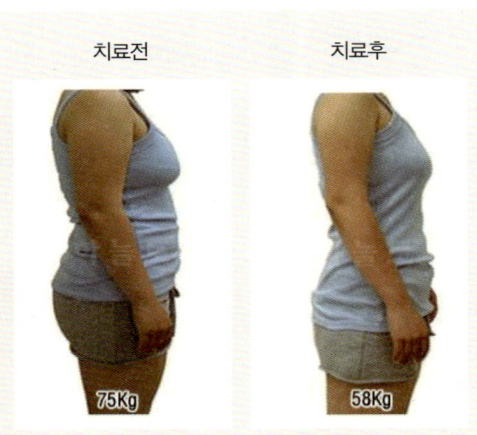

1. **이름** : 차** (여/30대 초반/수원 영통)

2. **증상** : 내원 당시 전체적으로 비만인 상태였으며, 수원에서 타 비만클리닉에서 치료를 받았음. 불면증과, 소화불량, 변비의 증상도

있었으며 생리 때 생리통, 부종, 무기력 증상과 함께 여드름이 턱 주변으로 올라옴.

3. 치료기간 : 2개월

4. 치료과정 : 정화탕(3일), 감비탕(2개월), 치료침, 중주파 24회, 지방분해침 24회, 카복시 12회, 리포덤 12회

5. 치료결과 : 한방다이어트 프로그램 시작부터 8주 간 식이조절, 한방비만치료를 통하여 비만을 치료받은 증례에서 비만지표의 뚜렷한 변화(-15kg을 감량)가 관찰되었으며 현재 가벼운 운동 등으로 꾸준히 유지 관리중임. 특별한 여드름 치료를 하지 않았음에도 불구하고 여드름 상태가 호전됨. 더불어 소화기 장애와 변비도 개선 효과도 나타나 몸이 전체적으로 가볍고 편안한 상태임.

사례2

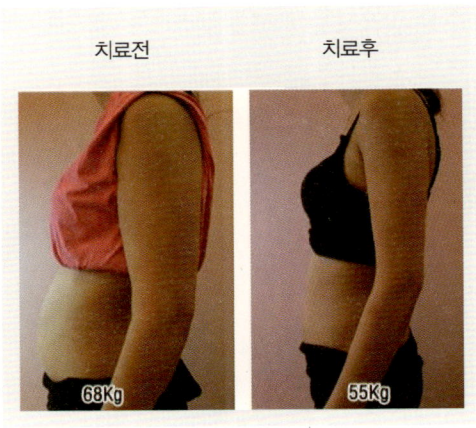

1. 이름 : 변** (여/20대 초반/용인 기흥)

2. 증상 : 내원 당시 나이가 어렸음에도 불구하고 상체와 복부 위주의 비만 형태를 나타내었으며, 수원에서 한방다이어트 치료를 수회 받았으며 다이어트한약 복용도 하였음. 특히 다리에 비해 상대적으로 상체에 살이 집중적으로 많이 찐 상태였음. 복부 부위 피부는 아토피 피부염과 튼살이 심하게 나타나며 생리불순과 두통의 증상도 있었음.

3. 치료기간 : 2개월

4. 치료과정 : 정화탕(3일), 감비탕(2개월), 치료침, 중주파 24회, 지방분해침 24회, 카복시 18회

5. 치료결과 : 하늘토한의원 다이어트한약과 한방다이어트 치료를 통하여 비만을 치료받은 증례에서 비만지표의 뚜렷한 변화(-13kg을 감량)가 관찰되었으며, 특별한 아토피 치료를 하지 않았음에도 불구하고 아토피 피부염 상태가 호전되었음. 더불어 생리불순과 두통 증상도 개선 효과도 나타났으며 하체에 비해 상대적으로 찐 상체부위가 슬림해짐과 함께 침치료를 통해 어깨와 목 부위 통증도 줄었음.

사례 3

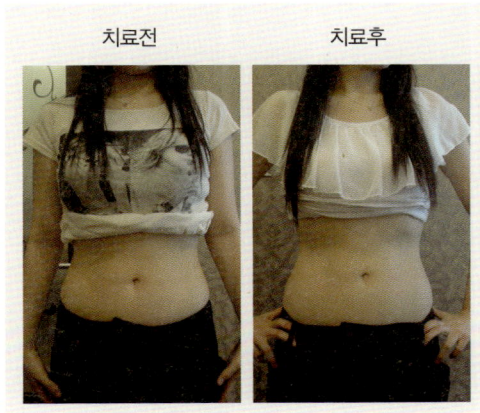

1. **이름 :** 박** (여/20대 중반/경기도 분당)

2. **증상 :** 평소 군것질을 즐겨하고 일이 밤늦게 끝나 야식을 즐겨 드심. 식생활 패턴에 의해 점점 늘어나는 뱃살과 옆구리 살로 스트레스를 받고 있었으며, 알레르기성 비염과 신경성 소화불량과 변비의 증상도 나타남.

3. **치료기간 :** 1개월

4. **치료과정 :** 정화탕(3일), 감비탕(1달), 치료침, 중주파 8회, 지방분해침 8회, 카복시8회, 리포덤 4회

5. **치료결과 :** 한 달 동안 꾸준한 관리 및 식생활 조절로 뱃살과 옆구리 살이 많이 빠져 슬림하게 나타났으며, 체지방량이 5.6kg 감량되었음. 비염 증상 호전 및 소화불량과 변비 증상 및 아랫배가 더부룩한 증상도 사라짐. 특히 볼 부위에 나타나던 구진성 여드름이 여드름 치료를 하지 않았음에도 불구하고 개선되어 피부 안색이 매우 맑아짐.

사례 4

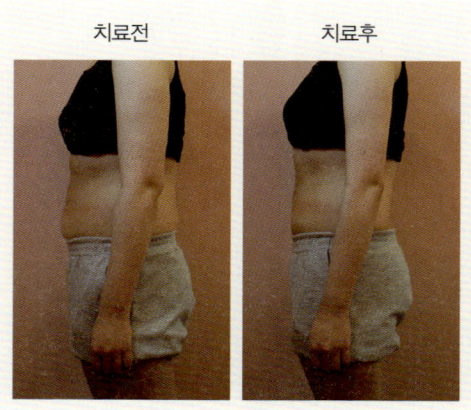

치료전   치료후

1. 이름 : 김** (여/30대 초반/경기도 안양 평촌)

2. 증상 : 임신 중 임신중독증으로 체중이 20kg가 증가하면서 출산 후 어느 정도까지 감량 되었으나 더 이상의 감량 효과가 없어 내원 결심함. 특히 순환이 안되고 손발 저림 증상과 아랫배가 묵직하고 더부룩한 증상을 호소함. 두통이 있음.

3. 치료기간 : 1개월

4. 치료과정 : 정화탕(3일), 감비탕(1달), 치료침, 중주파 8회, 지방분해침 8회, 카복시 4회, 리포덤 2회

5. 치료결과 : 복부 비만율이 82%에서 75%로, 체지방은 4.2kg 감량되었으며, 현재 식이조절 및 다이어트 한약으로 유지 및 관리 중임. 특히 순환기능이 개선되면서 손발저림 증상이 사라지고 두통 증상이 치료됨.

사례 5

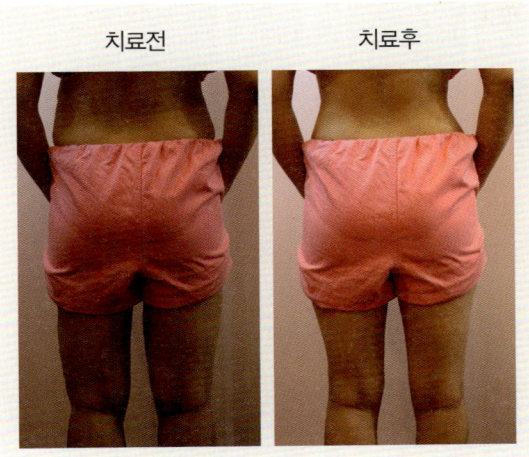

1. **이름** : 김** (여/20대 후반/경기도 오산)

2. **증상** : 화성 동탄에서 비만클리닉에서 치료 받았던 경력 있음. 장시간 앉아서 일을 하는 생활 패턴이 지속됨에 따라 특히 복부 비만에 대한 고민이 많음. 소화불량과 함께 배에 가스가 잘 차고 어깨 통증도 호소함.

3. **치료기간** : 1개월

4. **치료과정** : 정화탕(3일), 감비탕(1개월), 치료침, 중주파 8회, 지방분해침 8회, 카복시 8회, 공기압 8회

5. **치료결과** : 전체 체중에서 약 8kg 감량되었으며 특히 복부 지방 및 내장 지방이 감소됨. 몸이 가벼워짐에 따라 어깨 통증도 줄었으며 소화 기능이 개선되었음. 다이어트 치료를 통해 볼과 턱 부위에 있던 여드름도 개선되어 치료에 대한 만족도가 큼.

사례 6

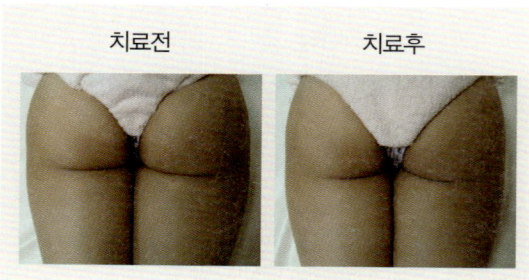

1. 이름 : 최** (여/20대 중반/경기도 평택 송탄)

2. 증상 : 화성 병점에서 한방다이어트 하체부분 치료를 수회 받았으며 다이어트 한약 복용도 하였음.

특히 엉덩이부분과 허벅지 쪽이 집중적으로 하체비만 상태로, 체중이 갑자기 늘어 항상 몸이 무겁다고 느낌.

또 소화가 잘 안되고 몸이 전체적으로 붓는 증상과 함께 생리불순이 나타나며 손발 저림 증상도 있음.

3. 치료기간 : 1개월

4. 치료과정 : 정화탕(3일), 감비탕(1개월), 침치료, 중주파24회

5. 치료결과 : 체지방 감소와 전체적으로 붓기가 개선되었으며 혈액순환이 잘되어 얼굴 혈색도 좋아지고, 손발 저림증상이 사라짐. 특히 근육량 손실이 거의 없이 체지방이 빠졌으며 몸이 전체적으로 가벼워짐.

사례 7

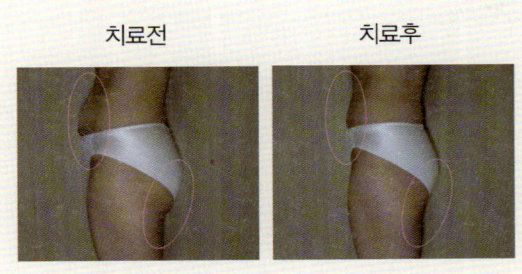

치료전 　　　치료후

1. **이름** : 박**(30대 초반/경기도 수원 동탄)

2. **증상** : 내원당시 하루 종일 움직이면서 일하기 때문에 하체에 부종이 심하셨고, 생리통과 허리통증을 심하게 호소하셨으며, 그로인해 뱃살과 엉덩이 쪽에 살이 집중적으로 많이 찐 상태였음.

3. **치료기간:** 2개월

4. **치료과정:** 정화탕(3일), 감비탕(2개월), 치료침, 중주파 12회, 지방분해침 12회, 카복시 8회, 고주파 8회, ATLAS(ICE RET&Mulyipolar)2회

5. **치료결과:** 단기간에 체중을 감량하는 것보다 요요없이 건강한 다이어트를 원하셨기 때문에 2개월 동안 일주일에 2번씩 내원하시면서 지속적인 관리를 받으심.

뱃살과 엉덩이에 지방이 빠지면서 생리통과 허리 통증이 완화.

혈액순환이 원활해져서 다리 부종도 완화되며 신진대사기능 호전. 엉덩이 허벅지 사이즈 감소.

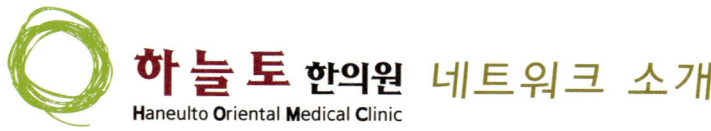 네트워크 소개

수원점	정우현 원장 남정범 원장	031) 222-7544	경기도 수원시 팔달구 인계동 1120번지 캐슬타워 3층
강남점	김선용 원장	02) 508-7522	서울시 강남구 역삼2동 785-13
광명점	이기륜 원장	02) 2688-7700	경기도 광명시 광명 4동 158-777
대전점	김 권 원장	042) 483-0225	대전 광역시 서구 탄방동 701 솔림빌딩 4층
태백점	김성욱 원장	033) 552-8275	강원도 태백시 황지동 253-51 태백영플라자 2층 202호

 하늘토한의원 대표 홈페이지 : http://www.haneulto.co.kr

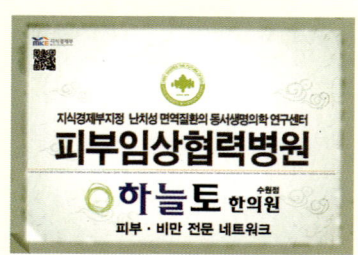